临床儿科常见病诊疗精要

李　倩　主编

U0222374

中国纺织出版社有限公司

图书在版编目（CIP）数据

临床儿科常见病诊疗精要 / 李倩主编. -- 北京：
中国纺织出版社有限公司, 2020.7（2023.5 重印）
ISBN 978-7-5180-7458-7

Ⅰ．①临… Ⅱ．①李… Ⅲ．①小儿疾病—常见病—诊
疗 Ⅳ．①R72

中国版本图书馆CIP数据核字（2020）第085249号

策划编辑：樊雅莉　　责任校对：韩雪丽　　责任印制：王艳丽

中国纺织出版社有限公司出版发行
地址：北京市朝阳区百子湾东里A407号楼　邮政编码：100124
销售电话：010—67004422　传真：010—87155801
http：//www.c-textilep.com
中国纺织出版社天猫旗舰店
官方微博http://weibo.com/2119887771
大厂回族自治县益利印刷有限公司印刷　各地新华书店经销
2020年7月第1版　2023年5月第2次印刷
开本：710×1000　1/16　印张：10
字数：200千字　定价：68.00元

前　言

　　儿童健康是全民健康的基础,关系到民族素质和国家的未来。随着医学的飞速发展,诊治手段也日新月异,临床儿科疾病的诊断和治疗水平也有了很大提升。为了满足儿科临床医师对儿科常见疾病新知识、新观点、新技术的渴求以及儿科临床医师实际工作的需要,我们特组织儿科专家编写了《临床儿科常见病诊疗精要》一书。

　　本书详细介绍了临床儿科各个系统常见疾病的诊断与治疗技术,具体包括营养障碍性疾病、呼吸系统疾病、循环系统疾病、消化系统疾病、泌尿系统疾病、血液系统疾病及神经系统疾病的诊疗。全书内容新颖、重点突出,具备先进性、实用性,可对提高儿科临床的行为规范起到积极的推动作用,并为儿科基层医师的临床实践提供帮助与指导。

　　由于编者专业水平所限,书中难免存在不足之处,恳请读者和广大同道批评指正。

编　者
2020 年 4 月

目 录

第一章　营养障碍性疾病

第一节　蛋白质-能量营养障碍

一、概述

合理营养是满足小儿正常生理需要、保证小儿健康成长的重要因素。营养素分为蛋白质、脂类、碳水化合物、矿物质、维生素、水和膳食纤维等。任何一种营养素过多或不足均可引起营养过剩或营养不良。蛋白质-能量营养不良（PEM）是由于缺乏能量和（或）蛋白质所致的一种营养缺乏症，主要见于3岁以下婴幼儿。临床上以体重明显减轻、皮下脂肪减少和皮下水肿为特征，常伴有各器官系统的功能紊乱。急性发病者常伴有水、电解质紊乱，慢性者常有多种营养素缺乏。临床常见3种类型：以能量供应不足为主的消瘦型；以蛋白质供应不足为主的水肿型以及介于两者之间的消瘦-水肿型。

二、病因

1.摄入不足

小儿处于生长发育阶段，对营养素尤其是蛋白质的需要相对较多，喂养不当是导致营养不良的重要原因，如母乳不足而未及时添加其他富含蛋白质的食品；奶粉配制过稀；突然停奶而未及时添加辅食；长期以淀粉类食品（粥、米粉、奶糕）喂养等。较大小儿的营养不良多为婴儿期营养不良的继续，或因不良的饮食习惯如偏食、挑食、吃零食过多、不吃早餐等引起。

2.消化吸收不良

消化吸收障碍，例如消化系统解剖或功能上的异常如唇裂、腭裂、幽门梗阻、迁延性腹泻、过敏性肠炎、肠吸收不良综合征等均可影响食物的消化和吸收。

3.需要量增加

急、慢性传染病(如麻疹、伤寒、肝炎、结核)的恢复期,生长发育快速阶段等均可因需要量增多而造成营养相对缺乏;糖尿病、大量蛋白尿、发热性疾病、甲状腺功能亢进、恶性肿瘤等均可使营养素的消耗量增多而导致营养不足。先天不足和生理功能低下如早产、双胎因追赶生长致需要量增加,也容易引起营养不良。

三、诊断

蛋白质-能量营养不良的诊断需结合病史、临床表现、实验室检查结果。根据小儿年龄及喂养史,有体重下降、皮下脂肪减少、全身各系统功能紊乱及其他营养素缺乏的临床症状和体征,典型病例的诊断并不困难。轻度患儿易被忽略,需通过定期生长监测、随访才能发现。确诊后还需详细询问病史和行进一步检查,以确定病因,并做出营养不良的分型和分度。

1.病史

喂养史、生长发育史和疾病史对于全面正确评价个体的营养状况非常重要。应掌握小儿的膳食摄入情况、习惯,可通过进行膳食调查以评价蛋白质和热量的摄入情况。此外,还需要询问是否有影响消化、吸收的慢性消耗性疾病。

2.临床表现

生长指标的测量是进行评价的基础。体重不增是营养不良的早期表现。随营养失调日久加重,体重逐渐下降,患儿主要表现为消瘦,皮下脂肪逐渐减少以至消失,皮肤干燥、苍白,皮肤逐渐失去弹性,额部出现皱纹如老人状,肌张力逐渐降低、肌肉松弛直至肌肉萎缩呈"皮包骨",四肢可有挛缩。皮下脂肪层消耗的顺序首先是腹部,其次为躯干、臀部、四肢,最后为面颊。皮下脂肪层厚度是判断营养不良程度的重要指标之一。营养不良初期,身高并无影响,但随着病情加重,骨骼生长减慢,身高也低于正常。轻度营养不良,精神状态正常,但重度可有精神萎靡,反应差,体温偏低,脉细无力,无食欲,腹泻、便秘交替等。合并血浆白蛋白明显下降时,可有凹陷性水肿、皮肤发亮,严重时可破溃、感染形成慢性溃疡。重度营养不良可有重要脏器功能损害,如心脏功能下降,可有心音低钝、血压偏低、脉搏变缓、呼吸浅表等。

常见的并发症有营养性贫血,以小细胞低色素性贫血最为常见,贫血与缺乏铁、叶酸、维生素 B_{12}、蛋白质等造血原料有关。营养不良可有多种维生素缺乏,尤以脂溶性维生素 A、维生素 D 缺乏常见。在营养不良时,维生素 D 缺乏的症状不明显,在恢复期生长发育加快时症状比较突出。约有 3/4 的患儿伴有锌缺乏,由于免疫功能低下,故易患各种感染,如反复呼吸道感染、鹅口疮、肺炎、结核病、中耳炎、尿路感染等。婴儿腹泻常迁延不愈而加重营养不良,形成恶性循环。

营养不良可并发自发性低血糖,患儿可突然表现为面色灰白、神志不清、脉搏减慢、呼吸暂停、体温不升,但无抽搐,若不及时诊治,可致死亡。

3.实验室检查

(1)血清蛋白:血清白蛋白浓度降低是最为特征性的改变,但由于其半衰期较长(19～21d),轻度至中度营养不良变化不大,故不够灵敏。视黄醇结合蛋白(半衰期 10h)、转甲状腺素(半衰期 12h)、前白蛋白(半衰期 1.9d)、甲状腺素结合前白蛋白(半衰期 2d)和转铁蛋白(半衰期 8d)等代谢周期较短的血浆蛋白质水平降低具有早期诊断价值。胰岛素样生长因子Ⅰ(ICF-Ⅰ)水平反应灵敏,且不受肝功能的影响,是 PEM 早期诊断的灵敏可靠指标。

(2)血清氨基酸:血清必需氨基酸与非必需氨基酸之间比值降低,血清牛磺酸、支链氨基酸水平明显降低。重度 PEM 患儿,尿羟脯氨酸排泄减少,其排出量与生长速度有关,故通过计算尿羟脯氨酸指数可评价儿童的蛋白质能量营养状态。尿羟脯氨酸指数＝尿羟脯氨酸浓度(mmol/L)/尿肌酐浓度(mmol/L)×kg(体重),正常学龄前儿童为2.0～5.0,生长缓慢者＜2.0。

(3)其他:血清淀粉酶、脂肪酶、胆碱酯酶、转氨酶、碱性磷酸酶、胰酶和黄嘌呤氧化酶等活性均下降,甚至丧失,经治疗后可迅速恢复至正常。血脂、血胆固醇、微量元素及电解质水平均有不同程度的下降,血糖水平减低,但糖耐量曲线与糖尿病患儿相同。

4.营养不良体格测量评价

体格测量是评价营养不良的最可靠指标,目前国际上通常采用小儿身高和体重所派生出来的 3 个指标,即年龄别身高、年龄别体重和身高别体重进行衡量。

5 岁以下儿童营养不良的分型和分度如下。

(1)体重低下:其体重低于同年龄、同性别参照人群均值的－2SD 为体重低下,如低于同年龄、同性别参照人群均值的－2SD～－3SD 为中度,低于－3SD 为重度。该项指标主要反映慢性或急性营养不良。

(2)生长迟缓:其身长(高)低于同年龄、同性别参照人群均值的－2SD 为生长迟缓,如低于同年龄、同性别参照人群均值的－2SD～－3SD 为中度,低于－3SD 为重度。此指标主要反映慢性长期营养不良。

(3)消瘦:其体重低于同性别、同身(长)高参照人群均值的－2SD 为轻度,如低于同性别、同身高参照人群均值的－2SD～－3SD 为中度,低于－3SD 为重度。此项指标主要反映近期、急性营养不良。

临床常综合应用以上指标来判断患儿营养不良的类型和严重程度。以上 3 项判断营养不良的指标可以同时存在,也可仅符合其中一项。符合一项即可进行营养不良的诊断。

值得注意的是,单独使用 3 个指标中的任何一个都不能准确地评价一个个体的营养状况。在临床工作中要 3 个指标结合使用。

在对学龄前儿童群体营养状况进行评价时,也常常采用标准差比值法即 Z 评分法。Z 评分＝(实测值－参考值中位数)/参考值标准差,评价标准为:

低体重:年龄别体重 Z 值(WAZ)小于－2Z。

生长迟缓:年龄别身高 Z 值(HAZ)小于－2Z。

消瘦:身高别体重 Z 值(WHZ)小于－2Z。

基层单位也采用腹壁皮褶厚度进行衡量。腹壁皮褶厚度小于 0.8cm 为轻度营养不良,小于 0.4cm 为中度营养不良,基本消失为重度营养不良。

四、鉴别诊断

疾病对婴幼儿体重和营养状况的影响较大,1 岁以下的婴儿特别是新生儿有明显营养不良者,多为疾病所致。应注意有无消化道先天畸形、反复呼吸道感染、腹泻、败血症、结核病、佝偻病和各种营养缺乏症等。幼儿和年长儿要特别注意各种不良饮食习惯和情绪等神经精神因素的影响。

五、治疗

营养不良的治疗原则是积极处理各种危及生命的合并症,去除病因,调整饮食,促进消化功能。

1.处理危及生命的并发症

严重营养不良常发生危及生命的并发症,如腹泻时的严重脱水和电解质紊乱、酸中毒、休克、肾衰竭、自发性低血糖、继发感染及维生素 A 缺乏所致的眼部损害等。营养不良的患儿多伴随有感染,最常见的是胃肠道、呼吸道和皮肤感染,败血症也很常见。均需要用适当的抗生素治疗。有真菌感染的患儿,除积极给予支持治疗外,要及时进行抗真菌治疗及其他相应的处理。严重贫血可输血,一般为10mL/kg,水肿型除因贫血出现虚脱或心力衰竭外,一般不输血。输血速度应慢。轻、中度贫血可用铁剂治疗,2~3mg/(kg·d),疗程3个月。

2.去除病因

在查明病因的基础上,积极治疗原发病,如纠正消化道畸形,控制感染性疾病;治疗腹泻和消耗性疾病如结核和心、肝、肾疾病;改进喂养方法,向家长宣传科学喂养知识,鼓励母乳喂养,适当添加辅食。改变患儿不良饮食习惯如挑食、偏食等。

3.调整饮食

营养不良患儿的消化道因长期摄入过少,已适应低营养的摄入,过快增加摄食量易出现消化不良、腹泻,故饮食调整的量和内容应个体化,根据患儿实际的消化能力和病情逐步增加,切忌操之过急。在计算能量和蛋白质需要量时应按相应年龄的平均体重(或P50),而不是小儿的实际体重。轻度营养不良可从每天250~330kJ/kg(60~80kcal/kg)开始,中、重度可参考原来的饮食情况,从每天165~230kJ/kg(40~55kcal/kg)开始,逐步少量增加;若消化吸收能力较好,可逐渐增加到每天500~711kJ/kg(120~170kcal/kg),体重恢复到接近正常时可根据生理需要量计算。蛋白质从1.5~2.0g/(kg·d)开始逐渐增加至3.0~4.5g/(kg·d)。母乳喂养儿按需哺乳;人工喂养儿从稀释奶开始逐渐过渡到正常。除乳制品外,可添加蛋类、肝泥、肉末、鱼粉等高蛋白食物,必要时可使用酪蛋白水解物、氨基酸混合液或要素饮食。食物中应含有丰富的维生素和微量元素。

4.促进消化功能,改善代谢

(1)药物:可给予B族维生素和胃蛋白酶、胰酶等以助消化。在足够的能量和蛋白质供应下,适当使用蛋白同化类固醇制剂如苯丙酸诺龙,每次肌内注射0.5~1mg/kg,每周1~2次,连续2~3周,可促进机体蛋白质合成,增进食欲。对食欲差患儿可给予胰岛素,2~3U/d,皮下注射,2~3周为一疗程。为避免发生低血糖,注射前可先口服葡萄糖20~30g。锌剂能提高味觉敏感度,促进食欲,可口服元素锌0.5~1mg/(kg·d)。

(2)中医治疗:中药参苓白术散能调整脾胃功能,改善食欲;针灸、推拿、抚触、捏脊等也有一定疗效。

5.其他

严重、伴明显低蛋白血症或严重贫血者,可考虑成分输血。静脉滴注高能量脂肪乳剂、多种氨基酸、葡萄糖等也可酌情选用。此外,充足的睡眠、适当的户外活动、纠正不良的饮食习惯和良好的护理也极为重要。

六、预防

预后取决于营养不良的发生年龄、持续时间及其程度,其中尤以发病年龄最为重要,年龄愈小,其远期影响愈大,尤其是认知能力和抽象思维能力易发生缺陷。本病的预防应采取综合措施。

1.合理喂养

大力提倡母乳喂养,对母乳不足或不宜母乳喂养者应及时给予指导,采用混合喂养或人工喂养并及时添加辅助食品;纠正偏食、挑食、吃零食的不良习惯,小学生早餐要吃饱,午餐应保证供给足够的能量和蛋白质。

2.合理安排生活作息制度

坚持户外活动,保证充足睡眠,纠正不良的卫生习惯。

3.防治传染病和先天畸形

按时进行预防接种,对患有唇裂、腭裂及幽门狭窄等先天畸形者应及时手术治疗。

4.推广应用生长发育监测图

定期测量体重,并将体重值标在生长发育监测图上,如发现体重增长缓慢或不增,应尽快查明原因,及时予以纠正。

第二节　维生素 D 缺乏症

由于先天体内贮存不足(早产、多胎、孕期营养不良),维生素 D 摄入不足(紫外线照射不足、饮食缺乏维生素 D 等)和慢性消化道疾病造成的维生素 D 吸收不良等多种原因造成的维生素 D 缺乏,是儿童期一个重要的健康危险因素,影响儿童生长发育、智力发育和身心健康。

一、临床表现

1.维生素 D 缺乏性佝偻病

维生素 D 缺乏致钙、磷代谢紊乱,造成以骨代谢和发育障碍为主要表现的全身性疾病。

(1)早期:一般见于 6 个月以内的婴儿。主要是非特异性症状如夜惊、多汗、盗汗、烦躁、生长迟缓(生长速率低减)、进食差、睡眠不好。已有血生化改变。

(2)活动期:突出表现在骨骼营养和发育不良。

6个月以下婴儿:以颅骨体征为主,颅骨软化、方颅。

6个月以上婴儿:以长骨干骺端体征为主,肋骨串珠,手(足)镯,下肢、胸廓、脊柱畸形。前囟门关闭延迟。多种血生化改变。

(3)恢复期:经日光浴/紫外线照射或治疗后,临床症状减轻,骨骼病变恢复。不同程度血生化改变。

(4)后遗症期:多出现在2~3岁以后儿童,临床症状消失,血生化值恢复正常,但可见遗留的不同程度的骨骼畸形。

2.维生素D缺乏性手足搐搦症

因神经肌肉兴奋性增高而产生一系列临床症状,主要见于小婴儿。主要原因是在维生素D缺乏的进程中甲状旁腺功能过度应激造成应答迟钝,不能有效调节血钙水平到正常范围。

(1)症状:突发无热性惊厥、喉痉挛、手足搐搦,发作终止后一切如常。上述症状多见于冬春季节。

(2)体征:面神经征、腓反射和陶瑟征阳性。

二、诊断

1.维生素D缺乏性佝偻病

症状仅供参考和提供诊断方向的线索和提示。主要诊断指标包括血清25-$(OH)D_3$、血生化指标、X线骨骼干骺端变化。

(1)病史:询问营养史/喂养史,生活方式中存在有维生素D摄入不足、吸收障碍等情况。

(2)临床症状:1岁以内患儿有典型或不典型的症状。

(3)实验室/影像学检查。

1)早期:血清25-$(OH)D_3$明显降低($<10\mu g/L$),血磷降低,血钙可正常。长骨骨骺端X线可正常,可见钙化线不整齐或出现小沟。

2)活动期:血清25-$(OH)D_3$明显降低,甲状旁腺素水平增高,血钙稍低,血磷明显降低,碱性磷酸酶升高。长骨X线见骨干干骺端呈毛刷状和口杯状改变,骨骺软骨盘增宽,骨质稀疏。

3)恢复期:血生化仍不正常。长骨X线骨骺端临时钙化带重新出现为恢复的特征性标志。

4)后遗症期:血生化正常,骨骼X线正常。遗留不同程度的骨骼畸形。

2.维生素D缺乏性手足搐搦症

(1)存在活动性佝偻病。6个月以下的婴儿、早产儿、人工喂养儿多见,春季发病多。

(2)抽搐:6个月以上婴儿多见,常为突发性,多数为全身抽搐,也可局限于某一肢体或面部肌肉。抽搐次数较为频繁,神志清楚,不发热。

(3)手足搐搦:6个月以上婴儿常见。上肢手腕屈曲,手指伸直,拇指屈曲;下肢伸直内收,足趾下弯呈弓状。意识清楚。

(4)喉痉挛:见于婴儿。声门及喉肌痉挛吸气时发出喉鸣音,严重时可因窒息死亡。

(5)Chvostek征、腓反射、Trousseau征仅在检查时出现。

(6)血检查:血清总钙浓度$<1.75\sim1.88\mu mol/L(7\sim7.5mg/dL)$,或钙离子$<1.0\mu mol/L(4mg/dL)$。

三、鉴别诊断

1.维生素D缺乏性佝偻病

需与软骨营养不良相鉴别。后者除有类似佝偻病的骨骼改变外,还有四肢和手短粗。X线检查长骨骺端变宽平滑整齐,血清钙、磷正常。

2.维生素D缺乏性手足搐搦症

(1)与无热惊厥性疾病鉴别:①低血糖惊厥,多见于清晨空腹,血糖$<2.2\mu mol/L$。②低镁血症多见于小婴儿,常伴有触觉、听觉过敏,引起肌肉震颤或手足搐搦,血镁$<0.58\mu mol/L(1.4mg/dL)$。

(2)与喉痉挛与急性喉炎鉴别:急性喉炎多伴有上呼吸道感染、声嘶伴犬吠样咳嗽和吸气困难。无低钙症状,钙治疗无效。

(3)与婴儿期癫痫(例如婴儿痉挛症)鉴别。

四、治疗

1.维生素D缺乏性佝偻病

(1)实施母乳喂养至少6~8个月。无法母乳喂养儿,使用含DHA和AA的配方奶。加强换乳期泥糊状食物喂养,保证均衡膳食,养成良好的进食行为(包括终身服奶的习惯)。加强户外运动。

(2)维生素 D 制剂治疗:注意"生理剂量、生理途径"的原则。以口服为主,重症有并发症或口服有困难者才考虑肌内注射,但一定要谨慎,不得超量,严防中毒。

早期:每日口服维生素 D 125～250μg(5 000～10 000U);活动期:每日口服维生素 D 250～500μg(10 000～20 000U),连续 1 个月后改为预防量每日 10μg(400U)。

重症有并发症或口服有困难者,经多方研究后慎重肌内注射。

早期:肌内注射维生素 D 一次 7 500μg(300 000U),3 个月后改口服预防量。

活动期:肌内注射维生素 D 一次 7 500μg(300 000U),可根据情况隔 1 个月重复一次,计 1～2 次,然后改口服预防量。

恢复期:遇恢复期在冬春季者,按初期处理。

已用足量 1～2 个月仍不见效者,应与抗维生素 D 佝偻病加以鉴别。有肝肾功能异常者宜选用骨化三醇或阿法骨化醇。

(3)钙剂:在维生素 D 治疗时每日服元素钙 400～600mg。

(4)矫形:加强体育锻炼(体操、游泳等)。

2.维生素 D 缺乏性手足搐搦症

(1)紧急处理:保持呼吸道畅通。选用苯巴比妥钠、地西泮、水合氯醛等止痉。出现喉痉挛时作气管插管或气管切开。

(2)补充钙剂:10％葡萄糖酸钙 5～10mL 加等量 10％(或 20％)葡萄糖注射液静脉缓缓推入,速度不可过快。全量推入时间不得少于 10min。必要时一日可重复2～3 次;已有输液者,可将葡萄糖酸钙加入静脉滴注。病情稳定后改口服 10％氯化钙5～10mL,每日 3 次,与等量开水稀释后口服,1 周后改口服其他钙剂(元素钙 400～600mg)。伴有低镁血症时应补充镁,25％硫酸镁每次 0.25mL/kg,肌内注射,每 6h 一次,直至症状控制。

(3)同时有维生素 D 缺乏性佝偻病者,于抽搐控制后用维生素 D 治疗。

五、预防

(1)母乳喂养,加强三浴(日光浴、水浴、空气浴)锻炼;加强户外活动(包括小婴儿,冬季户外晒太阳等措施);养成"均衡膳食、自然食物、终身服奶"的良好营养行为。

(2)有维生素 D 缺乏危险因素的婴儿可口服维生素 D,于生后 1～2 个月开始每日口服维生素 D 10μg(400U);早产儿自出生后半个月开始每日口服 20μg(800U),自第 4 个月开始每日口服 10μg(400U)。

(3)钙剂补充:自饮食补充钙仍不能满足需求、有佝偻病危险因素的儿童在医师指导下"按需添加"钙剂。

六、维生素 D 中毒

长期大量或一次性/短期超量服用/注射维生素 D 可导致维生素 D 中毒。轻者早期表现为低热、烦躁、易激惹、厌食、恶心、呕吐、口渴、乏力等,重者有高热、多尿、烦躁、脱水、嗜睡、昏迷、抽搐。严重者有高钙血症和肾衰竭的表现如血钙、尿钙增加,长骨 X 线片显示钙化带过度钙化、骨皮质增厚,其他部位有异位钙化(主动脉弓、肾、脑、肺、肝等)。

处理:立即停用维生素 D,限制钙剂摄入。用利尿剂增加钙排泄。口服泼尼松和氢氧化铝抑制肠道钙吸收。

第三节　锌缺乏症

锌缺乏症是由于锌摄入不足或代谢障碍引起体内锌的缺乏,导致食欲减退、生长发育落后、异食癖和免疫功能低下等临床表现的营养素缺乏性疾病。

一、病因

(一)摄入不足

食物中含锌不足是锌缺乏的主要原因。动物性食物含锌丰富且易于吸收,植物性食物含锌少,故素食者或不喜食动物性食物者易导致锌缺乏。如给予患儿不含锌的完全肠外营养支持也可致严重缺锌。

(二)吸收障碍

如患有消化系统疾病,如慢性腹泻、慢性痢疾等疾病,均可减少锌的吸收。谷类食物中植酸和粗纤维可与锌结合而妨碍其吸收。牛乳含锌量与母乳相似,但牛乳锌的吸收率(39%)远低于母乳(65%),故长期纯牛乳喂养也可致锌缺乏。

（三）丢失过多

如反复出血、溶血，大面积烧伤，长期多汗，蛋白尿以及应用金属螯合剂（如青霉胺）等均可导致锌丢失过多。

（四）需要量增加

小儿时期尤其是婴儿期生长发育迅速、急慢性疾病恢复期等锌需要量增多，如未及时补充，可发生锌的缺乏。

二、临床表现

（一）消化功能减退

缺锌引起口腔黏膜增生及角化不全，易于脱落，而大量脱落的上皮细胞掩盖和阻塞舌乳头中的味蕾小孔，使食物难以接触味蕾，致味觉敏感度下降；缺锌使含锌酶的活性降低，对味蕾的结构和功能也有一定的影响，进一步使食欲减退，出现食欲不振、厌食、异嗜癖等症状。

（二）生长发育落后

锌是核酸和蛋白质合成的必需物质，缺乏时细胞分裂障碍，影响生长激素轴功能及性腺轴功能，表现为生长发育落后、体格矮小、性发育延迟等。

（三）免疫功能降低

缺锌会严重损害细胞免疫功能而易发生感染。

（四）智能发育延迟

缺锌可使脑 DNA 和蛋白质合成障碍，脑内谷氨酸浓度降低，从而引起智能发育迟缓。

（五）其他

如皮炎、皮肤粗糙、地图舌、反复口腔溃疡、创伤愈合迟缓、脱发等。

三、实验室检查

血清锌测定正常最低值为 $11.47\mu mol/L(75\mu g/dL)$。发锌因测定不同部位的头发和不同的洗涤方法均可影响测定结果，轻度缺锌时发锌浓度降低，严重时头发生长减慢，发锌值反而增高，故发锌不能客观反映体内锌的营养情况。

餐后血清锌浓度反应试验（PICR）的方法是：①测空腹血清锌浓度（A0）。②给予标准饮食（占全天总热量的 20％），2h 后复查血清锌（A2）。③按 PICR＝（A0－

A2）×100％计算，PICR＞15％提示缺锌。

四、诊断

根据缺锌的病史和临床表现，血清锌＜11.47μmol/L，锌剂治疗有效即可诊断。

五、治疗

首先要去除病因，积极治疗原发病。鼓励多进食含锌丰富的动物性食物如肝、鱼、瘦肉、禽蛋、牡蛎等。补充锌剂，常用葡萄糖酸锌，每日剂量为锌元素 0.5～1.0mg/kg，相当于葡萄糖酸锌 3.5～7mg/kg，疗程为 2～3 个月。长期静脉输入高能量者，每日锌用量为：早产儿 0.3mg/kg；足月儿至 5 岁 0.1mg/kg；＞5 岁 2.5～4mg/d。

六、预防

提倡母乳喂养及平衡膳食，戒绝挑食、偏食的习惯。对可能发生缺锌的情况如早产、人工喂养、营养不良、长期腹泻、大面积烧伤等，均应适当补锌。

第二章 呼吸系统疾病

第一节 急性上呼吸道感染

一、概述

急性上呼吸道感染（AURI）简称上感，俗称"感冒"，常以炎症局限于上呼吸道的某个解剖部位来诊断，如急性鼻咽炎、急性咽炎、急性扁桃体炎等。

二、病因

1.病原体

90%以上由病毒感染引起，最常见的是鼻病毒，有100余种血清型，其次是呼吸道合胞病毒、流感病毒、副流感病毒、腺病毒、柯萨奇病毒、埃可病毒等。婴幼儿病毒感染后易继发细菌感染，其中溶血性链球菌最为常见，其次为肺炎链球菌、流感嗜血杆菌等，肺炎支原体也可引起上呼吸道感染。

2.易感因素

婴幼儿呼吸道解剖、生理及其免疫功能特点是小儿易患上呼吸感染的因素。疾病因素如营养不良、维生素A缺陷、佝偻病，气候变化、护理不当等往往是诱发因素。

三、临床表现

轻重不一，与年龄、病原和机体抵抗力不同有关。婴幼儿全身表现重，易发生危重情况，年长儿症状轻，以呼吸道局部表现为主。

1.全身及呼吸系统表现

可骤然起病,表现为高热、精神萎靡、食欲缺乏,甚至发生高热惊厥;也可于受凉后1～3d出现鼻塞、打喷嚏、流涕、干咳。体检可见咽部充血,扁桃体肿大,颌下淋巴结肿大;肺部呼吸音正常。少数小儿出现不同形状的皮疹,多为肠道病毒感染引起。

2.消化系统表现

除食欲缺乏外,婴幼儿患上呼吸道感染可出现呕吐、腹泻,年长儿可出现阵发性脐周疼痛,与肠痉挛、肠系膜淋巴结炎有关。

四、辅助检查

1.血常规检查

病毒感染时血白细胞数正常或偏低,细菌感染白细胞增多,以中性粒细胞增多为主。

2.病原学检查

病毒血清学特异性抗体检查、病毒抗原快速诊断、病毒分离,有利于病毒感染的诊断。咽拭子培养用于了解细菌感染。

五、诊断

根据临床表现及体征,本病相对较易诊断。但应注意,某些传染病、流行性感冒、病毒性脑炎、急性阑尾炎等早期也常伴有普通上呼吸道感染的表现,如不注意鉴别极易误诊。因此在考虑上呼吸道感染的诊断前,必须详细询问有无流行病学史及接触史、有无其他疾病的伴随病史及伴随症状,全面询问病史并详细检查各系统症状及体征对其他疾病的早期发现至关重要。许多下呼吸道疾病是由上呼吸道感染发展引起,如急性支气管炎、肺炎等,故上呼吸道感染患儿如病情加重,出现高热不退、剧烈咳嗽、咳痰时,要考虑炎症有蔓延至下呼吸道的可能,密切注意肺部体征,必要时行胸部X线检查;如出现抽搐,抽搐后精神不振,或有颈项强直体征时,应注意病毒性脑炎的发生,及时行腰椎穿刺检查;如上呼吸道感染后伴有右下腹痛,应及时行腹部超声检查,以鉴别腹痛是由腹腔淋巴结炎引起或是急性阑尾炎所致。

六、鉴别诊断

1.流行性感冒

系流感病毒、副流感病毒所致,有明显的流行病史,全身症状重而呼吸道其他症状不明显。

2.急性传染病早期

上呼吸道感染为各种传染病的前驱表现,如麻疹、流行性脑脊髓膜炎、百日咳、猩红热、脊髓灰质炎等,应结合流行病史,动态观察临床表现加以鉴别。

3.急性阑尾炎

上呼吸道感染出现腹痛应与本病鉴别。急性阑尾炎表现为持续性右下腹疼痛,伴腹肌紧张和固定压痛,白细胞及中性粒细胞增多。

七、治疗

治疗原则为对症治疗。

1.一般治疗

包括休息、多饮水,注意呼吸道隔离,预防并发症发生。

2.病因治疗

(1)常用抗病毒药物:三氮唑核苷(病毒唑)具有广谱抗病毒作用,疗程3～5d;也可肌内注射 α 干扰素(利分能)3～5d。

(2)应用抗生素指征:年龄小、病情重、有继发细菌感染或并发症者可选用抗生素,常用复方磺胺甲噁唑、青霉素,疗程3～5d。

3.对症处理

(1)降温:可根据需要使用物理降温,如冷敷。药物降温可口服对乙酰氨基酚或布洛芬等退热药。

(2)烦躁不安者可口服水合氯醛、异丙嗪镇静。

(3)发生高热惊厥可用苯巴比妥、地西泮止惊。

八、预防

加强体格锻炼,增强身体抵抗力;保持居住条件清洁卫生,经常消毒、通风,防止病原体入侵;按时添加辅食,加强营养,防治佝偻病、缺铁性贫血等疾病;注意预防隔离,勿与其他患者密切接触,避免交叉感染。

第二节 细菌性肺炎

一、细菌性肺炎概论

(一)概述

肺炎是指终末气道、肺泡和肺间质的炎症,可由病原微生物、理化因素、免疫损伤、过敏及药物所致。细菌性肺炎是一种累及肺泡的炎症,出现肺泡水肿、渗出、灶性炎症,偶可累及肺间质和胸膜。

肺炎是儿童的主要常见病,也是儿童死亡的主要病因。据 WHO 估计 2000—2003 年期间,全世界每年约有 200 万 5 岁以下儿童死于肺炎,占该人群总死亡数的 19%,目前全球平均每 15s 就有一名儿童死于肺炎。肺炎一直是我国儿童主要的死亡原因,近几十年来,我国儿童肺炎死亡率不断下降,据 2000 年统计,我国儿童肺炎死亡率由 1991 年的 1 512.7/10 万下降至 2000 年的 773.6/10 万,但仍为儿童死亡的第一病因,占总死亡的 19.5%。

(二)病因和病理

1.病因

儿童肺炎的病原复杂,各国研究结果存在差异。这可能是由不同国家地理位置、经济水平、研究病例所选儿童年龄组及检测方法、判断标准不同引起的。一般认为,发展中国家小儿社区获得性肺炎(CAP)以细菌病原为重要,由于细菌感染的检测受检测方法和获取标本的限制,其比例难以确定。目前多以发达国家小儿CAP 细菌病原谱作为参考:常见细菌病原包括肺炎链球菌、流感嗜血杆菌(包括 b 型和未分型流感嗜血杆菌)、金黄色葡萄球菌、卡他莫拉菌,此外还有表皮葡萄球菌、结核分枝杆菌、肠杆菌属细菌等。肺炎链球菌是各年龄段小儿 CAP 的首位病原菌,不受年龄的影响;流感嗜血杆菌好发于 3 个月～5 岁小儿;而肠杆菌属、B 族链球菌、金黄色葡萄球菌多见于 6 个月以内婴儿。

混合感染:儿童 CAP 混合感染率为 8%～40%,年龄越小,混合感染的概率越高。<2 岁婴幼儿混合感染病原主要是病毒与细菌,在肺炎初始阶段首先为病毒感染,这也是小儿 CAP 病原学有别于成人的一个重要特征。而年长儿则多是细菌

与非典型微生物的混合感染。

2.病理

(1)支气管肺炎:细菌性肺炎主要病理变化以一般性支气管炎肺炎表现为多见:炎性改变分布在支气管壁附近的肺泡,肺泡内充满炎性渗出物,经肺泡间通道和细支气管向邻近肺组织蔓延,形成点片状灶性病灶,病灶可融合成片,累及多个肺小叶。

(2)大叶性(肺泡性)肺炎:病原体先在肺泡引起炎症,经肺泡间孔向其他肺泡扩散,使部分肺段或整个肺段、肺叶发生炎症改变;表现为肺实质炎症,通常不累及支气管。致病菌多为肺炎链球菌。但由于抗生素的广泛使用,典型的大叶性肺炎病理改变已很少见。

(3)间质性肺炎:以肺间质为主的炎症,主要表现支气管壁、细支气管壁和肺泡壁水肿、炎性细胞浸润及间质水肿。当细支气管管腔被渗出物及坏死细胞阻塞时,可见局限性肺气肿或肺不张。因病变仅在肺间质,故呼吸道症状较轻,异常体征较少。间质性肺炎以病毒性肺炎为多见,在细菌性肺炎中少见。

(三)临床表现

不同细菌感染引起的肺炎临床表现差别较大,取决于病原体及宿主免疫状态。轻症仅表现呼吸系统症状,重症累及神经、循环、消化及其他系统。

1.一般表现

起病或急或缓,非特异性的症状包括发热、寒战、头痛、易怒、烦躁不安,常有前驱上呼吸道感染史。新生儿及婴幼儿常缺乏典型症状或体征,不发热或发热不高,咳嗽及肺部体征均不明显,常表现为拒奶、呛奶、呕吐,呼吸急促或呼吸困难。

2.呼吸系统表现

(1)症状:特异的肺部症状包括咳嗽、咳痰,脓性痰,伴或不伴胸痛,严重者有鼻翼扇动、三凹征、呼吸急促、呼吸困难,偶尔呼吸暂停等。早期为干咳,渐有咳痰,痰量多少不一。痰液多呈脓性,金葡菌肺炎较典型的痰为黄色脓性;肺炎链球菌肺炎为铁锈色痰;肺炎杆菌肺炎痰为砖红色黏冻样;铜绿假单胞菌肺炎痰呈淡绿色;厌氧菌感染痰常伴臭味。抗菌治疗后发展至上述典型的痰液表现已不多见。咯血少见。

(2)肺部体征:早期不明显,仅有呼吸音粗或稍减低,之后可听到中、粗湿啰音。肺实变时有典型的体征,如叩诊浊音、语颤增强、支气管呼吸音、湿啰音等;伴胸腔积液或脓胸时,根据量大小可有不同的表现,如胸痛、叩诊浊音、语颤减弱、呼吸音减弱等。

部分有胸痛,累及胸膜时则呈针刺样痛。下叶肺炎刺激膈胸膜,疼痛可放射至肩部或腹部,后者易误诊为急腹症。

(3)肺炎并发症:延误治疗或病原菌致病力强,可引起并发症。常见并发症有:脓胸、脓气胸、肺脓肿、肺大疱、化脓性心包炎、败血症。任何细菌性肺炎均可能出现气胸和肺大疱,但最常见的还是金葡菌肺炎。肺脓肿在链球菌和流感嗜血杆菌肺炎中极少见,常见于金葡菌肺炎和厌氧菌菌血症。

3.肺外表现

(1)消化系统症状:个别患者尤其婴幼儿,可能有胃肠不适,包括恶心、呕吐、腹泻、腹胀或疼痛。重症出现胃肠功能衰竭的表现:腹胀症状显著者,称为中毒性肠麻痹;呕吐咖啡色样液体症状突出者,称为应激性溃疡。下叶肺炎引起急性腹痛,应与急腹症鉴别。

(2)循环系统症状:重症肺炎患儿可心率加快,心音低钝。心力衰竭:患儿突然呼吸加快>60次/分;心率增快达180次/分,与体温升高、缺氧不相称;骤发极度烦躁,明显发绀,面色发灰,指(趾)甲微血管充盈时间延长;心音低钝,奔马律,颈静脉怒张;肝脏迅速增大;少尿或无尿,颜面眼睑或双下肢水肿。

(3)重症革兰阴性杆菌肺炎可发生微循环衰竭:面色及全身皮肤苍白,四肢发凉、眼花,足跟毛细血管再充盈时间延长,眼底动脉痉挛,静脉迂曲扩张,尿量减少,多在休克前发生。

(4)神经系统症状:患儿突然异常安详、淡漠或嗜睡,出现意识障碍,昏睡、谵妄甚至昏迷,惊厥。呼吸不规则和瞳孔不等大提示脑疝。脑脊液除压力增高外,余无异常。

4.肺外感染灶

细菌性肺炎患儿可同时合并肺外器官感染、皮肤软组织感染、脑膜炎、感染性心内膜炎、心包炎、骨髓炎等。

(四)辅助检查

1.外周血检查

(1)白细胞:细菌性肺炎白细胞总数及中性粒细胞数多增高,核左移,胞质可见中毒颗粒。重症患儿可见白细胞数降低。

(2)C反应蛋白(CRP):细菌性肺炎时多明显升高。

(3)红细胞沉降率(ESR):重症肺炎增快。

2.病原学检查

(1)细菌培养:血或胸腔积液、肺穿刺液、肺组织活检培养是确定肺炎病原菌的金标准。经纤维支气管镜或人工呼吸道吸引的下呼吸道标本、经防污染毛刷采集的下呼吸道标本由于污染少,培养结果参考价值高。

(2)痰标本的采集:尽量在抗生素治疗前采集标本,尽量采用吸痰管留取深部痰液,2h 内送检。实验室镜检筛选合格标本(鳞状上皮细胞<10 个/低倍视野,多核白细胞>25 个/低倍视野,或两者比例<1∶2.5)。

(3)有意义的痰培养:①合格痰标本培养优势菌中度以上生长(≥+++)。②合格痰标本细菌少量生长,但与涂片镜检结果一致(肺炎链球菌、流感嗜血杆菌、卡他莫拉菌)。③3d 内多次培养出相同细菌。

(4)无意义痰培养:①痰培养有上呼吸道正常菌群的细菌(如草绿色链球菌、表皮葡萄球菌、非致病奈瑟菌、类白喉杆菌等)。②痰培养为多种病原菌少量(<+++)生长。痰标本由于存在污染或正常定植菌问题,需结合临床判断培养结果意义。

(5)病原体抗原、核酸检测:可采用免疫学和分子生物学方法如对流免疫电泳、乳胶凝集试验、点状酶联免疫吸附试验等检测细菌的特异性抗原,对诊断有一定参考价值。①病原体抗体检测适用于抗原性较强、病程较长的细菌性肺炎,如链球菌肺炎、支原体肺炎。恢复期血清抗体滴度较发病初期升高 4 倍以上具有诊断意义,用于回顾性诊断。②聚合酶链反应(PCR)或特异性基因探针检测病原体核酸。

3.X 线检查

细菌性肺炎特征性影像学改变是节段性或肺叶的不规则浸润影、实变。大叶性肺炎是细菌性肺炎最具特点的改变,也可见多叶同时受累。出现胸腔积液、肺大疱或肺脓肿强烈提示细菌性肺炎。葡萄球菌肺炎特点是影像学短期内进展迅速,在婴幼儿尤其明显。A 组链球菌肺炎可能起初表现为弥漫性间质浸润,之后发展为肺叶或肺段实变。革兰阴性杆菌肺炎常呈下叶支气管肺炎,易形成多发性小脓腔。厌氧菌肺炎也可出现肺脓肿或气液平。小婴儿由于免疫力低,感染无法局限于一叶肺,X 线常为支气管肺炎表现。

(五)诊断

根据典型的临床症状和体征肺炎诊断不难。诊断中注意以下问题。

1.病原体诊断

病原体的分离及其药敏结果对治疗意义重大,临床上尽量提高病原体阳性分离率,包括应用抗生素前采样培养,首选无菌部位培养(血、胸腔积液、肺穿刺液等),或者支气管灌洗液送培养。痰标本取深部气管分泌物,同时考虑到痰标本可能高达 30%存在正常定植菌及污染可能,必须结合培养结果和临床表现综合分析,必要时反复培养。咽拭子和鼻咽分泌物培养只能代表上呼吸道存在的细菌,并不代表下呼吸道病原。国内外报道最高大约只有 50% 的细菌性肺炎可以确定病原体诊断,而血培养的阳性比例只有 10%～15%,胸腔积液阳性比例只有大约 30%。

2.肺炎的并发症诊断

(1)肺部并发症:细菌性肺炎易合并脓胸、脓气胸、肺大疱等肺部并发症,治疗过程中一旦出现发热反复或突发的呼吸困难、胸痛、烦躁、发绀,要考虑并发症可能。

(2)重症肺炎常合并多个肺外器官受累。

1)肺炎相关性脑病的早识别:高血压伴脉搏减慢有重要的早期诊断价值。婴幼儿发生呕吐较早,多见于晨起时,可呈喷射状,须与平时易吐奶者相鉴别。因颅内压增高,年长患儿诉头痛重,但常因患儿迅速转入意识障碍使得医师无法获得该主诉。重症肺炎并发脑病症状患儿一般不宜做腰穿检查,以免脑疝形成。

2)注意机体内环境紊乱造成肺炎病情恶化,包括有效循环血量、酸碱平衡、水电解质、血糖等状态有无异常。肺炎患儿除可能发生呼吸性酸中毒、乳酸性酸中毒外,还可能发生低钠血症、呼吸性碱中毒、低钾血症、高血糖等。

3)注意休克和 DIC 的早识别:重症肺炎常存在代谢性酸中毒、电解质紊乱等,加之呕吐、腹泻,有效循环血量更加不足,血液高凝,可能发生休克和 DIC。小婴儿有效血容量不足时,需要从病史、体征和辅助检查等方面综合判断,对扩容治疗的反应是重要的验证手段。心率和呼吸增快机制的分析:应避免静止、简单地只用呼吸、心率绝对值作为判断呼吸衰竭和心力衰竭主要指标,也要避免以单次的血气或床边多普勒超声心动测定数值作为呼吸衰竭、心力衰竭的唯一判断指标。应结合整体情况全面分析、动态评价。

(六)鉴别诊断

1.病毒性肺炎

以婴幼儿多见,常有流行病学接触史,发病前常有上呼吸道症状,多数有喘息。胸片早期以肺纹理增粗为主,后期也可出现片状浸润,外周血白细胞正常、稍升高或降低($<1.5×10^9$/L)。CRP 正常或稍升高。抗生素治疗无效。

2.肺结核

肺结核多有全身中毒症状,如午后低热、盗汗、乏力等。胸片示病灶上叶尖后段和下叶背段,可有空洞或肺内播散。痰中找到结核分枝杆菌可确诊,血抗结核抗体、胸腔积液 γ-干扰素、血 T-SPOT 可协助诊断。

3.急性肺脓肿

早期与肺炎链球菌肺炎症状相似。但后期肺脓肿患者咳大量脓臭痰,影像学可见脓腔及气液平。

4.肺癌

多无急性感染症状。肺癌常伴阻塞性肺炎,抗感染治疗效果差。纤维支气管镜、肺穿刺活检病理、痰脱落细胞学检查可确诊。

5.非感染性肺病

如哮喘、异物吸入、吸入性肺损伤、自发性气胸、肺间质纤维化、肺嗜酸性粒细胞浸润症、肺水肿、肺不张、肺血管炎等。

6.肺外疾病

如白血病浸润,充血性心力衰竭,代谢性酸中毒代偿性呼吸急促(如糖尿病酮症酸中毒)。

(七)治疗

1.一般治疗

(1)保持室内安静,温度 20℃左右,湿度 60%。

(2)保持呼吸道通畅:及时清除上呼吸道分泌物,变换体位以利排痰。

(3)加强营养:宜摄入易消化、富含蛋白质及维生素饮食,不能进食者给予静脉营养。

2.病原治疗

考虑到高达 50%患儿查不出病原菌,同时细菌培养及药敏试验存在滞后性,所以,对儿童肺炎的治疗仍多为经验性选择。

有效和安全是选择抗生素的首要原则,选择依据是感染严重度、病程、患儿年龄、原先抗生素使用情况和全身脏器(肝、肾)功能状况等。学龄前儿童社区获得性肺炎(CAP)以病毒感染多见,不建议常规给予抗生素。对怀疑细菌性肺炎的患儿,选择抗生素应覆盖最常见病原菌包括肺炎链球菌、流感嗜血杆菌和金黄色葡萄球菌及非典型微生物,轻症肺炎可在门诊给予口服抗生素,不强调抗生素联合使用。3 个月以下小儿有沙眼衣原体肺炎可能;而 5 岁以上者肺炎支原体肺炎、肺炎衣原体肺炎比率较高,故均可首选大环内酯类;4 个月~5 岁尤其重症者,必须考虑肺炎链球菌肺炎,应该首选大剂量阿莫西林或阿莫西林+克拉维酸,备选有头孢克洛、头孢羟氨苄、头孢丙烯、头孢呋辛、头孢地尼、头孢噻肟、头孢曲松、新一代大环内酯类抗生素等。如考虑金葡菌肺炎,应首选苯唑西林、氯唑西林,万古霉素应该保留为最后的选择而不宜一开始就无区分地选用。

重度 CAP 应该住院治疗，重度肺炎视具体情况可选用下列方案：①阿莫西林加克拉维酸或氨苄西林加舒巴坦。②头孢呋辛、头孢曲松或头孢噻肟。考虑细菌合并支原体或衣原体肺炎，可以联合使用大环内酯类＋头孢曲松/头孢噻肟。

轻度院内感染性肺炎(HAP)伴有危险因素存在或重度 HAP，应考虑厌氧菌、产超广谱 β-内酰胺酶(ESBLs)革兰阴性肠杆菌、铜绿假单胞菌、真菌等可能，初始经验选用广谱抗生素，但同时必须注意个体化。肠杆菌科细菌(大肠埃希菌、肺炎克雷伯杆菌、变形杆菌等)，不产 ESBLs 者首选头孢他啶、头孢哌酮、头孢吡肟、替卡西林＋克拉维酸、哌拉西林＋三唑巴坦等，产 ESBLs 菌首选亚胺培南、美罗培南、帕尼培南。厌氧菌肺炎首选青霉素联用克林霉素或甲硝唑，或阿莫西林、氨苄西林。真菌性肺炎首选氟康唑(针对隐球菌、念珠菌、组织胞质菌等)、伊曲康唑(针对曲霉菌、念珠菌、隐球菌)，备选有两性霉素 B 及其脂质体、咪康唑等。伏立康唑、卡泊芬净等儿科使用尚无足够经验。

3.肺部并发症的治疗

一旦引流液明显减少，应考虑尽早停止胸腔引流，对于金黄色葡萄球菌脓胸、肺炎链球菌肺炎或流感嗜血杆菌脓胸患儿，通常的引流时间为 3～7d。脓胸患儿需延长抗生素疗程，并随诊，比较成人，儿童脓胸需要手术行脓胸剥离术的比例低。肺大疱通常无须特殊治疗。

4.对症治疗

(1)心力衰竭的治疗原则：镇静、吸氧、利尿、强心，应用血管活性药物。呋塞米(速尿)静脉用，减轻体内水钠潴留，减轻心脏前负荷。强心药可选用快速洋地黄制剂(如地高辛或毛花苷丙)静脉缓注，但考虑到由于存在缺氧、心肌损害、离子紊乱等因素，洋地黄药物剂量应减少 1/3～1/2。血管活性药物可选用酚妥拉明、多巴胺、多巴酚丁胺等。静脉用酚妥拉明每次 0.3～0.5mg/kg(儿童最大剂量每次不超过 10mg)，每天 2～3 次，有利于改善心肺循环，减轻肺水肿，有利于心力衰竭恢复。

(2)肺炎相关性脑病：早发现，主要是降颅压，选用甘露醇，剂量一般为每次 0.5～2.0g/kg，由于重症肺炎常合并心、肺功能不全，建议小剂量多次给予，可选用每次 0.5g/kg，每 3～4h 一次，可配合静脉用地塞米松和呋塞米。此时补液原则是快脱慢补，以防脑水肿继续加重，待病情好转、尿量大增可选择快补慢脱。一般在症状改善或消失后，上述三药可酌情再用几天，然后于短期内分别撤除。

(3)胃肠功能衰竭的治疗：早发现，早干预。

1)中毒性肠麻痹：禁食、胃肠减压(胃管排气或肛管排气)。药物可选用：新斯的明,每次 0.045～0.060mg/kg,皮下注射;或酚妥拉明,每次 0.2～0.5mg/kg,肌内注射或静脉滴注,每 2～6h 一次。也可联用酚妥拉明,改善微循环。

2)消化道出血:1.4%碳酸氢钠溶液洗胃,然后用甲氰咪胍 10～20mg/kg 注入胃内,保留 3～4h,一般可用 1～2 次。如有大出血时应及时输血,止血剂可选用云南白药、凝血酶、氨甲环酸等。

(4)维持体液平衡、内环境稳定:总液体量以 60～80mL/(kg·d)为宜,对高热、喘息重者可酌情增加。液体选择 4∶1 或 5∶1 液,热量供给至少 210～250J/(kg·d)。注意纠正低钾、低钠。

(5)肾上腺皮质激素:适用于中毒症状明显,严重喘息,胸膜有渗出,合并感染性休克、脑水肿、中毒性脑病、呼吸衰竭者。可选用氢化可的松 5～10mg/(kg·d)或地塞米松 0.1～0.3mg/(kg·d),静脉滴注,疗程 3～5d。

(八)预防

肺炎是可防可控疾病。WHO 于 2007 年提出"肺炎预防和控制全球行动计划"(GAPP),指出免疫、充分的营养以及通过处理环境因素和病例管理可预防和控制肺炎。其中疫苗接种是有效的预防肺炎方法,目前已证实多种疫苗包括 b 型流感嗜血杆菌、肺炎球菌、麻疹和百日咳疫苗是有效的预防肺炎的方法。病例管理可降低现症肺炎死亡率和传播概率。鼓励新生婴儿的最初 6 个月纯母乳喂养,适当补充锌剂有利于预防肺炎和缩短病程。应避免以下环境因素增加儿童患肺炎风险:室内空气污染与生物质燃料做饭和加热(如木材或粪);家庭生活环境拥挤;父母吸烟。

(九)预后

无败血症的肺炎患儿,死亡率低于 1%。死亡病例主要见于有严重基础疾病患儿或合并严重并发症者。个别患儿可能留有机化性肺炎或慢性限制性肺病。

二、肺炎链球菌肺炎

(一)概述

肺炎链球菌肺炎是由肺炎链球菌所引起的肺段或肺叶急性炎性实变,占社区获得性肺炎的半数以上。患者有寒战、高热、胸痛、咳嗽、血痰等症状。近年来由于抗菌药物的广泛应用,临床上症状轻或不典型较为多见。

世界卫生组织(WHO)2005 年估计,每年有 70 万～100 万 5 岁以下儿童死于肺炎链球菌感染,是 5 岁以下儿童疫苗可预防疾病死亡的第 1 位病因,占 28%,

2 岁以下儿童是肺炎链球菌感染发病率最高的人群。2012 年 WHO 报道,肺炎链球菌肺炎占儿童重症肺炎的 18％和肺炎死亡病例的 33％。一般认为,肺炎链球菌是出生 20d 后儿童社区获得性肺炎的首位病原菌,据 2000 年统计,我国肺炎为儿童死亡的第 1 位病因,占总死亡的 19.5％。

(二)病因

肺炎链球菌为革兰阳性球菌,因其在革兰染色液中呈双球状,1926 年被命名为肺炎双球菌。因其在液体培养基中呈链状生长,1974 年更名为肺炎链球菌。肺炎链球菌在干燥痰中能存活数月;但阳光直射 1h 或加热到 52℃ 10min 即可灭菌,对石碳酸等消毒剂敏感。

肺炎链球菌根据细胞外壁荚膜多糖成分不同分为 46 个血清组和 90 多个血清型,只有少数血清型可引起临床感染。其中 6～11 种血清型可在全球范围内引起各年龄组 70％以上的侵袭性肺炎链球菌感染。2006—2007 年我国四地肺炎住院患儿肺炎链球菌分离株血清型分布显示 19F 型最多(60.6％),其次为 19A、23F、6B 和不能分型。肺炎链球菌是人类上呼吸道寄居的正常菌群,在儿童鼻咽部的定植率尤其高,据 WHO 估计,发达国家儿童定植率达 27％左右,而发展中国家可达 85％。在中国 5 岁以下健康或上呼吸道感染儿童中,鼻咽拭子肺炎链球菌分离率可达 20％～40％。它可通过飞沫、分泌物传播,或经接触遭受细菌飞沫污染的物品传播,也可以在呼吸道自体转移。在机体抵抗力降低时,局部浸润引起感染,引起普通感染如鼻窦炎、中耳炎、肺炎;或穿越黏膜屏障进入血流,引起菌血症、脑膜炎、菌血症性肺炎、化脓性关节炎、心内膜炎等侵袭性感染疾病。

(三)病理

肺炎链球菌一般经上呼吸道吸入到达肺部,停留在细支气管内增殖,首先引起肺泡壁水肿,迅速出现白细胞和红细胞渗出,典型的结果是导致大叶性肺炎,病理改变分为 4 期:①水肿期(病变早期),特点是大量浆液性渗出物,血管扩张及细菌迅速增殖。②红色肝变期(1～2d 后),特点是肺泡壁毛细血管显著扩张充血,肺泡腔内充满纤维素、红细胞和少量中粒细胞,使肺组织实变,肉眼见质实如肝,查体示肺实变体征。③灰色肝变期(3～4d 后),肺泡腔内炎性渗出物继续增多,肺泡壁毛细血管受压,肺组织贫血。④溶解消散期(经过 5～10d),以渗出物吸收为特征,查体闻及湿啰音。因病变开始于肺的外周,故叶间分界清楚,且容易累及胸膜。事实上 4 个病理阶段并无绝对分界,在使用抗生素的情况下,这种典型的病理分期已不多见。病变消散后肺组织结构多无损坏,不留纤维瘢痕。极个别患者肺泡内纤维蛋白吸收不完全,甚至有成纤维细胞形成,形成机化性肺炎。肺炎球菌不产生毒素,不引起原发性组织坏死或形成空洞。年长儿可见大叶性肺炎,但近年已少见。老人及婴幼儿感染可沿支气管分布,呈支气管肺炎表现。

(四)临床表现

发病以冬季和初春为多,与呼吸道病毒感染流行有一定关系。年长儿童可见典型大叶性肺炎或节段性肺炎,婴幼儿以支气管肺炎多见。

1.症状

少数患者有上呼吸感染前驱症状。起病多急骤,高热,可伴寒战,体温在数小时内可以升到 39～40℃,高峰在下午或傍晚,也可呈稽留热。呼吸急促,面色潮红或发绀,食欲缺乏,疲乏,精神不振,或全身肌肉酸痛。患侧胸部疼痛,可放射到肩部、腹部,咳嗽或深呼吸时加剧。病初咳嗽不重,痰少,后期痰可带血丝或呈铁锈色。偶有恶心、呕吐、腹痛或腹泻,有时易误诊为急腹症。较大儿童常见唇部疱疹。发病第5～第10天时,发热可以自行骤降或逐渐减退。使用有效的抗菌药物可使体温在1～3d内恢复正常。

2.体征

患儿呈急性病容,面色潮红或发绀,鼻翼扇动,三凹征阳性。有败血症者,皮肤和黏膜可有出血点。

(1)大叶性肺炎:早期肺部体征无明显异常,仅有胸廓呼吸运动幅度减小,轻度叩诊浊音或呼吸音减低。实变期叩诊呈浊音、触诊语颤增强和可闻及支气管呼吸音。消散期可闻及湿啰音。重症可伴肠胀气,炎症累及膈胸膜而表现上腹部压痛。胸部体征约1周消失。

(2)支气管肺炎:早期体征常不明显,仅有呼吸音粗或稍减低,以后可听到中、粗湿啰音,数天后闻及细湿啰音。

另外,少数患儿始终不见阳性体征。年长儿可表现为节段性肺炎,症状重、体征少,即发热、咳嗽重,体征仅肺部呼吸音低,叩诊浊音少见。

3.并发症

肺炎链球菌肺炎的并发症近年来已较少见。常见并发胸膜炎,为浆液纤维蛋白性渗出液,偶有脓胸报道。重症病例可伴有感染性休克(有高热、体温不升、血压下降、四肢厥冷、多汗、口唇青紫)、呼吸窘迫综合征或神经系统症状、体征,头痛、颈项强直、谵妄、惊厥、昏迷,甚至脑水肿而引起脑疝,易误诊为神经系统疾病。并发心肌炎时出现心动过速,心律失常,如期前收缩、阵发性心动过速或心房纤颤。菌血症性肺炎可出现肺外的感染病灶,包括心内膜炎、化脓性关节炎、脑膜炎及腹膜炎等。

（五）辅助检查

1.外周血检查

血常规：白细胞计数多数在 $(10\sim30)\times10^9/L$，以中性粒细胞为主，白细胞甚至高达 $(50\sim70)\times10^9/L$。白细胞计数降低往往提示重症。CRP、前降钙素原（PCT）大多增高。

2.病原学检查

（1）细菌培养：血、胸腔积液及肺组织穿刺培养是病原学诊断的金标准。合格的痰标本以及支气管镜下灌洗液培养，对病原学诊断有一定参考价值，但要排除污染及上呼吸道正常定植。典型病例痰涂片检查有大量中性粒细胞和革兰阳性成对或短链状球菌。

血培养应尽量在抗生素应用前采样，但存在阳性率低问题。国外报道儿童肺炎链球菌肺炎血培养结果阳性比例只有 10%，我国由于存在抗生素应用指征宽泛，血培养阳性比例可能更低。

（2）细菌抗原、抗体检测：用对流免疫电泳（CIE）、乳胶凝集试验（LA）、斑点酶联吸附试验（dot-ELISA）检测肺炎链球菌荚膜抗原，聚合酶链反应（PCR）或反转录 PCR 检测病原菌 DNA，有助于早期病原学诊断。用放射免疫、ELISA 等方法检测肺炎链球菌特异性抗体，可用于疾病恢复期的回顾性诊断。

不建议儿童采用尿标本抗原检测诊断肺炎球菌性肺炎，因为假阳性率过高。

3.X 线检查

早期仅见肺纹理增粗或受累肺叶、肺段浅薄阴影，随病情进展出现肺叶或肺段的大片均匀致密影，少数合并胸腔积液。消散期可有片状区域吸收较快。在肺部体征出现前，X 线即可见实变征。近年典型的大叶性肺炎 X 线片已较少见。婴幼儿常为支气管肺炎的斑片状阴影。多数起病 $3\sim4$ 周后肺部阴影消失。

（六）诊断

由于肺炎链球菌肺炎占儿童社区获得性细菌性肺炎的半数左右，因而对怀疑细菌性肺炎的患儿要首先考虑此病原。

1.发病季节

以冬季和初春为多。

2.高危人群

年龄<5 岁于儿童多见。

3.临床症状及体征

典型症状：高热、咳嗽、胸痛、咳铁锈样痰。早期肺部体征不明显，随病情发展出现肺实变征及湿啰音。

4.胸部 X 线检查

典型者见肺叶或肺段实变,可见胸腔积液,甚至脓胸。肺脓肿少见。小年龄儿童以支气管肺炎表现为多。

5.血、胸腔积液、深部气管分泌物培养

可确诊病原,抗原检测不受抗生素影响。由于高的定植率,鼻、咽拭子培养阳性不能作为病原学诊断的依据。细菌培养、抗原检测和聚合酶链反应等检测方法的联合使用可提高肺炎链球菌的检出率。

6.诊断中注意的问题

(1)肺炎链球菌性肺炎发病早期以高热为主,咳嗽不多,肺部体征少,可能与其他急性发热性疾病混淆,需胸片检查早发现。

(2)由于广泛使用抗生素,近年来已很难见到真正的大叶性肺炎。临床上见到的大叶性肺炎大多是节段性肺炎,只有肺的 1 个或 2 个节段受累,而非整叶肺都受累。小儿节段性肺炎以上叶的二段和下叶的六段或十段肺炎为最多见,即肺部靠后的节段易受累。节段性肺炎的临床特点是多见于年长儿,症状重、体征少,使得早期较难发现,必须依靠胸部 X 线检查,并且必须正位片与侧位片结合,才能正确定位。胸部 X 线正位片中的中野不等于中叶,中野是指胸部正位片病变在中间视野,而常见的下叶六段肺炎正位片病变也在中野,只有在侧位片才能显示下叶病变。节段性肺炎病变吸收慢,必须彻底治疗,否则可能并发肺脓肿。

(七)鉴别诊断

与其他细菌性肺炎,特别是流感嗜血杆菌肺炎鉴别。

1.流感嗜血杆菌肺炎

易并发于流感病毒或金黄色葡萄球菌感染的患者,起病相对较缓。临床及 X 线表现与肺炎链球菌肺炎非常相似。以下特点可供鉴别:全身中毒症状重,表现为高热或体温不升,神志改变;有时有痉挛性咳嗽;外周血白细胞增多明显,有时伴淋巴细胞相对或绝对增多;X 线可呈粟粒状阴影,肺底部融合。除细菌培养外,血、胸腔积液、尿特异性抗原检测有助鉴别。

2.支原体肺炎

以婴幼儿和 5 岁以上儿童多见。起病一般缓慢,发热程度不定。咳嗽早期即较剧烈,类似百日咳,后期为黏痰,偶有血丝,可伴喘息。婴幼儿临床表现不典型。胸片表现间质性病变、肺泡浸润或两者混合。肺部体征少,与临床和 X 线表现不一致。

3.金黄色葡萄球菌肺炎

起病急,进展快,全身中毒症状重。患儿面色苍白、高热、咳嗽、呼吸浅快,偶有皮下气肿。早期临床症状重于 X 线表现,但胸片在短期内迅速发展,可出现肺脓肿、脓胸或脓气胸,后期出现肺大疱。常见皮疹或皮肤感染灶。可出现肺外感染如败血症、骨髓炎、心内膜炎、脑膜炎。

4.腺病毒肺炎

6 个月～2 岁儿童多见,症状轻重不一。重症稽留热,喘憋,易合并呼吸衰竭、中毒性脑病、DIC 等。肺部体征出现较迟,3～5d 后出现湿啰音、呼吸音减低,且病变范围渐扩大,喘憋第 2 周渐加重。

5.肺结核

支气管结核合并肺段病变或干酪性肺炎,X 线与大叶性肺炎相似,但结核相对起病缓,结核菌素试验阳性,有结核接触史,病灶吸收慢,有助鉴别。

6.其他

肺炎链球菌如发生在右下叶,可能刺激膈肌引起右下腹痛,需与阑尾炎鉴别。合并神经系统症状者需与中枢神经系统感染性疾病鉴别。

(八)治疗

1.一般治疗

保持室内空气流通,适宜的温度和湿度。加强营养,提供足够的液体和能量,保持呼吸道通畅。

2.对症治疗

高热患者物理降温,适当给予退热剂。有发绀,明显缺氧,严重呼吸困难的患者应给氧,并跟踪查血气分析。胸膜疼痛可使用止痛剂。

3.病原治疗

许多报道表明,β-内酰胺类抗生素包括青霉素、阿莫西林、广谱头孢菌素(头孢噻肟、头孢曲松)、碳青霉烯类(美罗培南、亚胺培南)以及万古霉素、利奈唑胺均对肺炎链球菌性肺炎有很好疗效。

值得注意的是,对于非脑膜炎肺炎链球菌感染,青霉素最低抑菌浓度(MIC≤0.06g/mL 为敏感)不能科学反映临床预后,在大量临床证据支持下,2008 年,美国实验室标准化委员会(CLSI)做了重大修改。肺炎链球菌对青霉素和广谱头孢菌素头孢噻肟和头孢曲松钠的耐药性,由最低抑菌浓度(MIC)以及临床综合征共同决定,脑膜炎分离株的药敏折点不变,放宽了链球菌非脑膜炎分离株的耐药标准。胃肠外青霉素（非脑膜炎）敏感≤2μg/mL，中介 4μg/mL，耐药≥8μg/mL（原敏感≤0.06μg/mL，中介 0.12～μg/mL，耐药≥2μg/mL）；非脑膜炎患者敏感≤1.0μg/mL（原≤0.5μg/mL），耐药≥2μg/mL。使我国儿童肺炎链球菌青霉素不敏感率由原来的 60％以上下降为 5％以下，临床医师使用青霉素治疗肺炎链球菌肺炎将会获得更多信心。但同时注意合理应用抗生素，以减少耐药株出现。

2006—2008 年国内 4 家儿童医院监测结果显示，阿莫西林-克拉维酸耐药率已达到 23.9％，肺炎链球菌对红霉素等大环内酯类抗生素的耐药率达 99.6％，万古霉素、左氧氟沙星几乎 100％敏感。由于我国肺炎链球菌对大环内酯类抗生素的耐药率高，对大环内酯类、林可霉素、链阳霉素均耐药，故不建议用于治疗肺炎链球菌肺炎。左氧氟沙星由于动物实验导致小动物关节病变，我国药典对 18 岁以下人群不建议应用。

（九）预防

肺炎链球菌是 5 岁以下儿童社区获得性肺炎的主要病原，WHO 2012 年公布的数据显示在儿童肺炎中，肺炎链球菌肺炎最高可达 78％。虽然目前有多种抗生素可选用，但由于肺炎链球菌可获得多重耐药基因，疫苗覆盖率的地域差别以及疫苗本身的特定性血清型保护，使得肺炎链球菌性肺炎的发病率和死亡率仍较高。

肺炎链球菌疫苗已经应用 30 余年，已经证实其对预防肺炎链球菌肺炎有很好的效力。20 世纪 80 年代开始用 23 价荚膜多糖疫苗（PCV23）。2000 年美国，2001年欧洲开始应用 7 价疫苗蛋白多糖结合疫苗（PCV7：4、6B、9V、14、18C、19F 和23F）。因为荚膜多糖抗原在 2 岁以下儿童不能引起保护性免疫，所以 2 岁以下儿童只能接种蛋白多糖结合疫苗。PCV7 应用 5～7 年后，发现侵袭性感染减少了78.5％～99.5％。并且由于接种疫苗阻止了肺炎链球菌由儿童向成人的传播，使得50 岁以上的成人疫苗血清型 IPD 的发病率下降了 55％，产生了群体免疫效果。但同时发现疫苗血清型的肺炎链球菌感染减少，非疫苗血清型定植、致病增多（血清型替换现象）。非疫苗血清型菌株的抗生素耐药性也增强，尤其是 19A 型。并且PCV7 的血清型覆盖率在欧洲、美洲可达 70％以上，而在其他地区如非洲只有40％左右。因此 2009 年英国、美洲开始应用 PCV10（1、4、5、6B、7F、9V、14、18C、19F、23F）和 PCV13（在 PCV10 基础上增加了 3、6A、19A）。2012 年 WHO 推荐的PCV10 和 PCV1 接种方法如下。

1.初始规律接种

最初连续 3 次，每次间隔至少 4 周（6、10、14 周接种）；第 3 次后至少 6 个月需再加强 1 次，第一次最早可以在生后 6 周开始，加强针最好在 11～15 个月时进行

(3p+1)；或 2、4、6 个月各 1 次(3p0)。或者 2 个月后开始，给 2 次，间隔 2 个月，6 个月后加强 1 次(2p+1)。

2.未接种过本疫苗的大龄婴儿及儿童

7～11 月龄婴儿接种 2 次，每次接种至少间隔 1 个月。12 月龄后接种第 3 次。>12 月龄儿童，PCV10：12 月～5 岁接种 2 次，每次接种至少间隔 2 个月。PCV13：1～2 岁接种 2 次，2～5 岁接种 1 次，>50 岁接种 1 次。

我国 2008 年肺炎链球菌疾病的专家共识建议如下。

(1)3～6 月龄婴儿接种 3 次，每次 0.5mL(3、4、5 月各 1 次)，两次间至少间隔 1 个月。12～15 月龄加强 1 次。

(2)未接种过本疫苗的大龄婴儿及儿童：①7～11 月龄婴儿接种 2 次，每次 0.5mL，每次接种至少间隔 1 个月。12 月龄后接种第 3 次，与第 2 次接种至少间隔 2 个月。②12～23 月龄儿童接种 2 次，每次 0.5mL，每次接种至少间隔 2 个月。③24 月龄至 5 岁儿童，接种 1 次。

完成 PCV7 基础免疫接种后，对疫苗血清型导致的 IPD 保护时间至少是 2～3 年。

儿童人群接种 PPV23 的有效性研究很少。>2 岁，并存在肺炎链球菌易感因素的儿童在接种 PCV7 的基础上，或在不能获得 PCV7 时可接种 PPV23，以增加保护范围。

1)2 岁以上患镰状红细胞病、解剖或功能性脾切除、免疫缺陷(包括先天性免疫缺陷、肾衰竭、肾病综合征以及长期应用免疫抑制治疗或放射性治疗)或 HIV 感染儿童。2 岁后或最后一次 PCV7 接种 2 个月后接种 PPV23。如果患儿>10 岁，PPV23 接种 5 年后应再次接种；患儿≤10 岁，接种 3～5 年后应再次接种。

2)2 岁以上患慢性疾病儿童，如心脏病(尤其发绀型先天性心脏病和心力衰竭患儿)、肺疾病(除外哮喘，但包括使用大剂量皮质激素治疗的患儿)、脑脊液漏、糖尿病等。接种方法同上，但不推荐再次接种。

PCV 应用儿童已证实安全可靠，常见不良反应为接种部位局部反应、发热(1/100～1/10)、过敏、食欲减退、睡眠增多或减少。偶见明显过敏反应(包括皮疹、面部水肿、呼吸困难)。

三、金黄色葡萄球菌肺炎

金黄色葡萄球菌肺炎(简称金葡菌肺炎)是金黄色葡萄球菌引起的急性肺部感

染,其病情重,病死率高。多见于婴幼儿及新生儿。以冬、春两季上呼吸道感染发病率较高的季节多见。占社区获得性肺炎的 5% 以下,占院内获得性肺炎的 10%～30%,仅次于铜绿假单胞菌,特别是在有气管插管和机械通气及近期胸腹部手术的患者。葡萄球菌能产生多种毒素和酶,如溶血素、葡萄球菌激酶、凝固酶等。在儿童,尤其新生儿免疫功能不全是金黄色葡萄球菌感染的重要易感因素。国内外研究表明,体重过小及胎龄不足是败血症的两个高危因素。

(一)病因

金黄色葡萄球菌是可定植在人皮肤表面的革兰阳性菌,存在于 25%～30% 健康人群的鼻前庭。作为条件致病菌,金葡菌可以引起广泛的感染,从轻微的皮肤感染到术后伤口感染、严重的肺炎和败血症等。

金葡菌经吸入或血行途径分别引起原发性支气管源性金葡菌肺炎和血源性金葡菌肺炎。支气管源性原发性支气管肺炎,以广泛的出血性坏死、多发性小脓肿为特点。炎症开始于支气管,向下蔓延到毛细支气管周围的腺泡形成按肺段分布的实变,4d 左右液化成脓肿,由于细支气管壁破坏引起活瓣作用,可发展而形成肺大疱。胸膜下小脓肿破裂,则形成脓胸或脓气胸。有时可侵蚀支气管形成支气管胸膜瘘。血源性金葡菌肺炎经常有静脉系统感染性血栓或三尖瓣感染性心内膜炎赘生物脱落引起肺部感染性栓塞以后形成多发性小脓肿,除肺脓肿外,其他器官如皮下组织、骨髓、心、肾、肾上腺及脑都可发生脓肿。

金葡菌致病的特点之一是引起化脓,造成组织坏死和脓肿。因此,无论是吸入或者血行性金葡菌肺炎均可并发肺脓肿和脓胸。

金葡菌含有血浆凝固酶,它是致病性的重要标志。该酶使血浆中纤维蛋白沉积于菌体表面,阻碍机体吞噬细胞的吞噬,即使被吞噬后细菌也不易被杀死,并有利于感染性血栓形成。金葡菌可以产生多种与感染相关的外毒素,包括超抗原毒素、溶细胞毒素以及抗吞噬的微生物表面组分等,这些毒素通过增强细菌的黏附力,干扰或逃避宿主的免疫功能,造成特定的组织损伤等机制共同发挥致病作用。

青霉素应用以前,金葡菌感染死亡率超过 80%。20 世纪 40 年代初青霉素应用不久就出现了对其耐药的金葡菌,20 年后,80% 以上的金葡菌对青霉素耐药,很快随着多种抗生素的面世,出现耐甲氧西林金葡菌(MRSA)和多重耐药 MRSA。1997 年日本学者分离到中度耐万古霉素的金葡菌(VISA),2002 年美国 CDC 报道了耐万古霉素的金葡菌(VRSA)。短短 60 年,金葡菌在强大的抗生素选择压力下迅速进化并广泛流行。自 1961 年 Jevons 分离到 MRSA,随后的 20 年间 MRSA 逐渐成为医院感染的主要病原菌(HA-MRSA)。20 世纪 80 年代社区相关 MRSA

感染病例开始增加,虽然是在社区获得的感染,但这些患者都存在长期使用医疗设备、慢性疾病多次接受医疗服务的情况,因此应该界定为医疗相关 MRSA 感染。而最近 10 年 CA-MRSA 在没有易感因素的健康人群出现,主要涉及儿童和年轻人,感染比例甚至超过院内感染。

金葡菌肺炎多数是社区获得性肺炎,此时分离出的 MRSA 一般属于 CA-MRSA。近来有研究发现,CA-MRSA 具有多克隆多样性,通常携带 Ⅳ 型和 Ⅴ 型 SCCmec 以及编码 panton-valentine 杀白细胞素(PVL)的基因,CA-MRSA 很可能是由社区获得性甲氧西林敏感金黄色葡萄球菌(CA-MSSA)菌株获得了 SCCmec 转化而来。

(二)临床表现

1.症状

社区获得性金葡菌肺炎因感染途径而异,主要为吸入性和血源性。院内获得性金葡菌肺炎与气管插管或呼吸机辅助呼吸相关。金葡菌肺炎尤其社区获得性金葡菌肺炎多见于婴幼儿及新生儿,在出现上呼吸道感染后 1~2d,突然寒战、高热、咳嗽,伴黏稠黄脓痰或脓血痰、呼吸困难、胸痛和发绀等。有时可出现猩红热样皮疹及消化道症状及呕吐、腹泻、腹胀(由于中毒性肠麻痹引起)等明显感染中毒症状。患儿可有嗜睡或烦躁不安,严重者可惊厥,中毒症状常较明显,甚至呈休克状态。

2.体征

肺部体征出现早,早期呼吸音减低,有散在湿性啰音,并发脓胸或脓气胸时,呼吸音减弱或消失。感染性栓子脱落引起肺栓塞,可伴胸痛和咯血。由心内膜炎引起者体检可有三尖瓣区收缩期杂音、皮肤淤点、脾大。

(三)辅助检查

1.外周血检查

(1)血常规:周围血白细胞计数明显增高,可达(15~30)×10^9/L,中性粒细胞增加,白细胞内可见中毒颗粒。白细胞总数减低甚至<1.0×10^9/L 提示预后严重。

(2)红细胞沉降率增快,前降钙素、C 反应蛋白增高。

2.病原学检查

合格痰涂片行革兰染色可见大量成堆的革兰阳性球菌和脓细胞。痰、胸腔穿刺液、支气管镜灌洗液培养,或血培养可获得金黄色葡萄球菌而确诊。

3.X 线检查

X 线表现与临床症状不同步,初期临床症状重,而胸片仅为肺纹理重,或一般支气管肺炎表现,症状好转时胸片却可出现肺脓肿或肺大疱。胸片另一特点是短时间内迅速变化,迅速融合成片,一叶或多叶,仅数小时就可发展成脓肿。与支气管相通后,出现气液面或呈厚壁环状阴影。病程5～10d,由于末梢支气管堵塞可形成肺大疱。早期出现胸膜病变是金葡菌肺炎的特点,病灶侧肺野透光均匀一致减低,迅速发展多个分房形成包裹性脓气胸。严重者可见纵隔气肿、皮下积气等。经远期随访金葡菌脓胸所致的胸廓狭窄、脊柱侧弯、胸膜增厚大多能恢复正常。血源性金葡菌肺炎胸片显示多发性肺部浸润灶,以两个肺野为主,经常有空洞形成。吸入或血行金葡菌肺炎均可并发脓胸。胸片上病灶阴影持续时间较一般细菌性肺炎为长,在2个月左右阴影仍不能完全消失。

(四)诊断

根据临床症状、体征和X线胸片或CT扫描检查可确立肺炎诊断。肺炎进展迅速,很快出现肺大疱、肺脓肿和脓胸,有助于诊断。积极进行各种途径的病原学检测十分重要。

(五)鉴别诊断

应与其他细菌性肺炎(如肺炎链球菌、流感嗜血杆菌以及原发肺结核并空洞形成、干酪性肺炎)、气管异物继发肺脓肿等相鉴别。X线表现的特点,如肺脓肿、大疱性肺气肿及脓胸或脓气胸等存在都可以作为金葡菌肺炎诊断的依据,但需与其他细菌性肺炎所引起的脓胸及脓气胸鉴别,因而病原学诊断十分重要。

(六)治疗

约90%的金葡菌株产β-内酰胺酶,对甲氧西林敏感的金葡菌(MSSA)治疗首选耐青霉素酶青霉素如苯唑西林,无并发症者疗程为2～3周,有肺脓肿或脓胸并发症者治疗4～6周,继发心内膜炎者疗程为6周或6周以上。对耐甲氧西林金葡菌(MRSA)肺炎,首选糖肽类抗生素如万古霉素或去甲万古霉素治疗:前者10mg/kg,6h静脉滴注一次;或20mg/kg,每12h一次。后者剂量为16～32mg/kg,分2次静脉滴注。糖肽类抗生素存在潜在性耳肾毒性,据文献报道万古霉素引起的肾毒性发生率在5%～25%,故疗程中应监测血药浓度,定期复查血肌酐、肌酐清除率,并注意平衡功能和听力监测。重症MRSA肺炎合并肾功能损害者,应根据肾功能调整糖肽类剂量。

日本、美国和中国已有对万古霉素敏感性下降的MRSA(即VISA)分离菌株的报道。利奈唑胺为噁唑酮类抗革兰阳性球菌的新型合成抗菌药,对耐药球菌包括MRSA在内有良好抗菌活性,CA-MRSA肺炎也可选用利奈唑胺。替考拉宁对多重耐药的革兰阳性球菌具有显著的抗菌活性,严重不良反应罕见。金葡菌肺炎应识别其潜在病因和并发症,积极治疗并发症,有脓胸并发症者应行胸腔穿刺,多数病例需胸腔闭式引流。部分需胸腔镜行胸膜剥脱。

(七)预防

除肺炎概述中所叙述的预防措施之外,必须重视幼托机构居室的卫生清洁,并应及时检查工作人员是否带菌,带菌者应及时适当处理。

(八)预后

并发肺脓肿、肺气胸者预后较好,经3~6个月可基本治愈。社区获得性致死性坏死性肺炎病情凶险,并发脑膜炎和心包炎或婴儿张力性气胸则预后严重,病死率高达10%~20%。

四、流感嗜血杆菌肺炎

(一)概述

流感嗜血杆菌肺炎是由流感嗜血杆菌(Hi),尤其是b型(Hib)感染引起的肺部炎症,易并发于流感病毒和葡萄球菌感染的患者,起病缓慢,病程呈亚急性。Hib是国内儿童急性下呼吸道感染最主要的病原菌之一,也是目前我国儿童社区获得性呼吸道感染最主要的病原菌之一,主要通过空气飞沫或接触分泌物传染,新生儿可通过母亲产道感染。感染多呈散发,常年都有发病,但通常是秋季开始上升,冬季达到高峰。我国儿童急性下呼吸道感染24.7%~29.0%由Hi引起,其中多数为Hib引起。小婴儿Hi肺炎后有时并发脓胸、脑膜炎及化脓性关节炎,可留有支气管扩张症等后遗症。

(二)病因

Hi为革兰染色阴性短小杆菌,为需氧菌,在培养物中呈多形性,有长杆状或丝状体,Hi仅感染人类。本菌无芽孢,多数有菌毛,黏液型菌株有荚膜,干燥型是无荚膜的不定型(NTHi)。无荚膜型通常引起儿童相对较轻的疾病,严重的感染一般由荚膜型引起。在有荚膜的6个血清型中,临床近95%的重症嗜血流感杆菌感染是由b型引起。

Hi存在于正常人的上呼吸道中,健康人群的自然携带率是Hi侵袭性疾病发生的重要影响因素。由Hib感染引起的疾病一般只发生在人类,尤其是婴儿或5岁以下儿童,此年龄分布可能与机体Hib多糖抗体水平较低有关。年龄越小,感染Hib危险性越大,其发病率越高。研究表明,发展中国家儿童20%的肺炎病原为Hib,我国死于肺炎的患儿中Hib感染的比例为17%,Hib是我国儿童严重细菌性肺炎的重要病原和致死原因。

遗传因素可能是引起 Hi 肺炎的主要因素。此外,如先天性免疫缺陷病、先天性或功能性无脾症、早产、营养不良等均可导致 Hib 感染的危险性增加。近年来因为大量广谱抗生素的应用、白血病或其他恶性淋巴瘤患儿长期应用免疫抑制药,以及气管插管的增多等因素,使 Hib 感染有增加趋势。

(三)病理

大多数 Hi 肺炎是由 Hib 引起,可为局限分布(节段性或大叶性肺炎)也可为弥散分布(支气管肺炎)。病理上肺部可见多形核白细胞浸润的炎性区域,支气管或细支气管上皮细胞遭到破坏,间质水肿常呈出血性。

(四)临床表现

1.症状

临床起病较缓慢,病程呈亚急性,病情较重。有时有痉挛性咳嗽,类似百日咳,有时像毛细支气管炎;全身中毒症状重,可见高热、呼吸困难、发绀、鼻翼扇动、三凹征,以及烦躁、谵妄、昏迷等精神症状改变。

2.体征

查体肺部可闻及湿啰音或实变体征,婴幼儿易并发脓胸、脑膜炎、败血症、心包炎、化脓性关节炎、中耳炎等。

3.并发症

在小婴儿中较常见,可并发脓胸及侵袭性感染如心包炎、败血症、脑膜炎及化脓性关节炎,可后遗支气管扩张症。当诊断 Hib 肺炎时,有指征时应做腰穿检查脑脊液。

(五)辅助检查

1.外周血白细胞增多

可达$(20\sim70)\times10^9/L$,多数在$(1.5\sim2)\times10^9/L$,伴有淋巴细胞的相对或绝对升高。胸部 X 线表现多样,可呈粟粒状阴影,常与肺底融合,常伴胸腔积液。

2.病原学检查

实验室检查中最重要的是病原学检查,可取血、咽分泌物、痰、脑脊液、胸腔积液、心包液、关节液、气管吸出物等标本进行涂片找细菌,或用含有 Levinthol 原液的特殊 Hi 培养基进行培养,可应用 Hib 抗血清、α-f 多价抗血清进行进一步分型。其中痰液检查是最常用的方法。一般需连续 2 次或 2 次以上的痰培养结果。流感嗜血杆菌肺炎的确诊,有赖于痰培养。如同时血或胸腔积液培养阳性则更有意义。婴儿不易将痰咳出,可采用消毒导管吸出支气管分泌物做培养。血培养对诊断很重要,通过血培养结果不仅可以了解有无菌血症的存在,而且还可以估计预后。据报道,流感嗜血杆菌血培养阳性率为 60%,胸腔积液检查或肺穿刺液的病原学检查也有诊断价值。另外,乳胶微量凝集(LPA)和对流免疫电泳技术(CIE)均已用于流感嗜血杆菌的抗原检测,有助于流感嗜血杆菌肺炎的快速诊断。

3.细菌培养和生化鉴定

细菌培养是诊断 Hi 感染性疾病最重要的手段。肺穿刺细菌学检查是诊断"金标准",但由于其有创伤性,故临床难以实现。咽培养结果一般不能反映下呼吸道病情。细菌性肺炎菌血症在临床上常为一过性。

4.抗原检测

可检测脑脊液、血、尿和胸腔积液等标本。血和尿抗原阳性虽然不能肯定病原来自肺部,但可表示体内有相应细菌感染。应用免疫学方法检测临床标本中荚膜多糖抗原,适用于已经给予抗生素治疗的患者。由于我国抗生素滥用现象严重,取尿做抗原检测,可避免抗生素影响,具有诊断参考价值,但必须有高效价的抗血清。

5.血清学检测

可应用 ELISA 等方法测定 b 型多糖荚膜抗体。可用放射免疫方法测定抗 Hib 多糖(Hib-PRP)抗体。也可用间接 ELISA 方法测定 Hib 的特异性抗 OMP 的 IgG、IgM。在感染急性期,抗 OMP-IgM 水平高于同年龄平均值 2 个标准差,或双份血清抗体升高 3~4 倍以上可诊断为 Hib 感染。

6.特异性基因鉴定

用编码荚膜多糖的基因 bexA 做引物,用 PCR 方法检测肺炎患者临床标本中的 Hib,具有较高的敏感性、特异性和准确性。应用 PCR 技术可以鉴别 Hib 和非 b 型 Hi。

(六)诊断

根据临床症状、体征及相关实验室检查可明确诊断,临床标本的采集及培养对诊断具有重要作用。血培养或胸腔积液培养阳性、感染期和恢复期双份血清抗体 3 倍以上升高、抗原检测阳性对诊断 Hi 肺炎具有重要意义。

(七)鉴别诊断

1.肺炎链球菌性肺炎

可见突然寒战、高热、咳嗽、胸痛、呼吸窘迫。胸部 X 线可见大叶性肺炎或多叶实变。婴幼儿往往为咽部的改变和支气管肺炎。细菌培养:血、痰、胸腔积液等标本中可见肺炎链球菌生长。

2.金黄色葡萄球菌肺炎

起病急、病情严重、进展快、全身中毒症状明显,可发生休克,可引起败血症和其他器官的迁徙性化脓灶,或在皮肤找到原发化脓性感染病灶。胸部 X 线往往发展迅速,可见肺脓肿、脓胸、脓气胸等。血培养或呼吸道深部痰细菌培养阳性具有诊断意义。

3.百日咳

以长期阵发性痉挛性咳嗽为显著特点。一般体温正常,肺部无阳性体征,或有不固定的啰音。支气管肺炎是常见的并发症,多发生在痉挛性咳嗽期。根据接触史及症状可做出临床诊断,特异性血清学检查也有助于确诊。

(八)治疗

1.一般治疗

室内空气流通,避免交叉感染,保持室内温度为 18～20℃,湿度 60％左右,提供足够的营养和水分,保持呼吸道畅通。

2.对症治疗

如有高热可给予物理降温或使用退热药;咳嗽给予止咳化痰药物;缺氧时给氧及雾化吸入;患儿若出现烦躁不安可予镇静处理。

3.并发症治疗

包括心力衰竭、呼吸衰竭、中毒性脑病、脓胸、脓气胸、中毒性肠麻痹等并发症的治疗。

4.支持治疗

目的是增加机体抵抗力和免疫力,可选择转移因子、胸腺素、免疫球蛋白、血浆、维生素等。

5.抗生素治疗

有效的抗生素治疗的前提是查明病原菌与正确的药敏试验。因流感嗜血杆菌属革兰阴性杆菌,故对青霉素不敏感,首选氨苄西林(氨苄青霉素)与庆大霉素或与氯霉素合用,剂量为氨苄西林 100～200mg/(kg·d),氯霉素新生儿 15mg/(kg·d),年长儿 30～50mg/(kg·d),庆大霉素首次剂量为 2.5mg/(kg·d),以后为 5mg/(kg·d),疗程为 10～14d。肌内注射或静脉给药,以静脉给药为佳。当细菌对氨苄西林耐药时,可改用头孢菌素类,如头孢噻肟钠,50～150mg/(kg·d),静脉滴注。尚可选用头孢克洛、头孢呋辛、环丙沙星、多西环素、克拉霉素、氨苄西林等。近年国内研究报道,各地流感嗜血杆菌的耐药情况有一定差异,多数对环丙沙星、复方磺胺甲噁唑、氨苄西林及氯霉素有较高的耐药率,但对第三代头孢菌素、头孢呋辛、阿莫西林/克拉维酸敏感性仍较高。

(九)预防

秋冬季节要注意预防流感嗜血杆菌的侵袭,在感冒流行期间,要少去人群密集的地方,注意防寒保暖,保持室内空气流通。

预防 Hib 感染的最重要方法是对儿童进行免疫接种,患 Hib 疾病的危险在5 岁以后急剧降低,因此 5 岁以上的健康儿童一般不再接种 Hib 疫苗,但此疫苗对于 1 岁以内患儿作用不大。世界卫生组织已确认这一疫苗的预防效果及安全性,并主张在全球范围内的婴儿群体中广泛应用。Hib 荚膜多糖疫苗(PRP)已在美国批准使用,并证实对 2 岁以上小儿安全有效。应注意的是幼婴体内合成抗 PRP 抗体的能力很不完善,初次感染嗜血流感杆菌痊愈后还可能第 2 次、第 3 次发生再感染。

目前应用的 Hib 结合疫苗主要有 3 种:① Hib 寡糖-CRMl97 结合疫苗(HbOC)。②Hib 荚膜多糖-奈瑟脑膜炎双球菌表面蛋白结合疫苗(PRP-OMP)。③Hib荚膜多糖-破伤风类毒素结合疫苗(PRP-T)。目前我国及国际上主要使用的是以破伤风类毒素为蛋白载体的 Hib 结合疫苗,全球有 80 多个国家在使用 Hib 结合疫苗,我国于 1996 年引进 Hib 疫苗,但仍未纳入扩大免疫规划(EPI)中。

Hib 肺炎、脑膜炎在儿童低龄组发病率更高,症状及并发症更严重,故应及早接种疫苗。接种 Hib 疫苗后,极少数儿童的接种部位会出现轻微红肿、疼痛或低热,一般 2~3d 内消失,只需休息或对症处理即可。婴幼儿在患急性发热性疾病或严重慢性疾病发病时,均应暂缓接种。对破伤风类毒素过敏者或曾对 Hib 疫苗过敏者、有神经系统疾病的患儿应避免接种,不应给 6 周内的婴儿接种 Hib 结合疫苗,因为存在潜在的免疫耐受性。

一般得到及时诊治,预后良好,但 Hib 可以引起儿童严重的感染,如脑膜炎、败血症、重症肺炎,是导致小儿死亡的主要原因。Hib 脑膜炎即使得到适当的治疗,仍会有 3%~25%的患儿死亡,而幸存者中有 30%~50%会留下终身残疾,如耳聋、学习障碍和运动障碍等。

第三节 病毒性肺炎

病毒性肺炎是指各种病毒感染引起的肺部炎症,通常累及肺间质,X 线表现为间质性肺炎。引起肺炎的常见病毒包括呼吸道合胞病毒(RSV)、副流感病毒、流感病毒、腺病毒等,其中最常见和临床表现最具特征性的病毒性肺炎是 RSV 肺炎和腺病毒肺炎。

一、呼吸道合胞病毒肺炎

（一）概述

呼吸道合胞病毒（RSV）肺炎是最常见的病毒性肺炎。RSV 只有一个血清型，但有 A、B 两个亚型，我国不同地区呈现 A、B 亚型交替流行趋势。本病多见于婴幼儿，尤其多见于 1 岁以内的小儿。一般认为其发病机制是 RSV 对肺的直接侵害，引起间质性炎症，而非变态反应所致，与 RSV 毛细支气管炎不同。

（二）病因

RSV 为副黏病毒科肺炎病毒属、单负链 RNA 病毒，大小约 150nm，为球形或丝状，病毒表面有脂蛋白组成的包膜，包膜上有由糖蛋白组成的长 12～16nm 突出物。包膜表面的 G 和 F 蛋白介导病毒入侵气道上皮细胞，具有免疫原性，能使机体产生中和抗体。

在婴儿体内，RSV 首先繁殖于咽部，以后延及支气管、细支气管，引起支气管和细支气管的上皮细胞坏死，最后侵犯肺泡。在气管黏膜层充满着空泡样环状细胞，上皮层内有淋巴细胞和浆细胞的渗出，支气管周围单核细胞浸润，细支气管被黏液、纤维素及坏死的细胞碎屑堵塞，小支气管、肺泡间质及肺泡内也有炎症细胞浸润。由于支气管梗塞，可继发肺气肿、肺不张。

（三）临床表现

RSV 感染临床表现与年龄关系密切。新生儿常呈不典型上呼吸道症状，伴嗜睡、烦躁；2～6 个月婴儿常表现为毛细支气管炎、喘憋性肺炎；儿童、成人则多见上呼吸道症状。大部分感染 RSV 的患儿可以在家里观察治疗，当出现呼吸频率增加（尤其是＞60 次/分），吸气性三凹征、发绀或鼻翼扇动，尿量减少，则提示病情加重或全身恶化，需要及时就诊。

本病在临床上可分为潜伏期、前驱期、喘憋期、肺炎期及恢复期，病程 3～7d。潜伏期 3～5d，可出现上呼吸道的症状如鼻炎、咽炎。发热一般不高，体温很少超过 39℃，甚至可不发热。经 1～2d 出现呼吸困难，表现为阵发性喘息，以呼气性呼吸困难为主，唇周发绀和烦躁不安，严重时呼吸可达 60～80 次/分。有鼻翼扇动和吸气时三凹现象，两肺可闻及喘鸣音和中细湿啰音，甚至出现阻塞性肺气肿，表现为胸廓膨隆，肋间隙增宽。叩诊呈过清音，阻塞严重时呼吸音降低。由于肺部膨胀，膈肌下移，肝、脾被推向下方，而被误诊为心力衰竭引起的淤血性肝肿大。由于过度换气加上喘息,呼吸困难,不能吮乳,常伴有脱水。较大年龄儿患 RSV 肺炎时,以非喘息型为主,其临床表现与其他病毒性肺炎相似。

(四)辅助检查

1.血常规

一般在正常范围内,50%以上的患儿白细胞总数低于 $10\times10^9/L$。70%以上患儿中性粒细胞少于 50%。

2.血气分析

主要表现为 PaO_2 减低。

3.肺部 X 线检查

胸片多数有小点片状阴影或条絮影,部分患儿有不同程度的肺气肿。

4.病原学检查

(1)免疫荧光法:目前已有免疫荧光试剂盒早期、快速检测患儿鼻咽抽吸物中脱落上皮细胞的 RSV 抗原。

(2)反转录聚合酶链反应(RT-PCR):RT-PCR 是目前诊断 RSV 的方法之一。

(3)病毒分离及鉴定:鼻咽部抽吸采样法(NPA)和床边接种鼻咽拭子(NPS)和非床边接种的分离阳性率高。组织培养常用 HeLa、Hep2、KB、人胚肾或羊膜细胞、猴肾细胞等,细胞病变的特点是出现融合区和融合细胞,HE 染色可见数十个核聚集在一起或围绕在多核巨细胞周围,胞质内可见嗜酸性包涵体,抗 RSV 血清可抑制细胞病变的出现,可用 CF、IFA 等鉴定病毒。

(五)诊断

根据临床表现和患儿的年龄以及发病季节、流行病史,胸片表现为支气管肺炎和间质性肺炎的改变,尤其是实验室检查获得 RSV 感染的证据,不难做出诊断。

(六)鉴别诊断

RSV 肺炎症状与其他呼吸道病毒肺炎如副流感病毒肺炎、轻症流感病毒肺炎在临床上无法区别,诊断主要依据病毒学检测结果。

(七)治疗

(1)RSV 肺炎的基本处理原则:监测病情变化,保持病情稳定,供氧以及保持水、电解质内环境稳定。

(2)至今尚无抗 RSV 的特效药物,可酌情采用利巴韦林(三氮唑核苷)雾化吸入抗病毒治疗。

(八)预防

目前尚无预防 RSV 感染的有效疫苗。帕利珠,一种单克隆抗体,作为被动免疫方式逐渐发展并取代 RSV 免疫球蛋白,可降低 RSV 感染导致的住院率,同时能明显降低重症发生率。预防感染的方法包括:洗手;尽量避免暴露于被动吸烟环境与环境污染;避免接触感染者及感染物品;提倡母乳喂养;针对高危患儿预防性使用帕利珠单抗。

空气和尘埃并非院内感染的主要途径,在呼吸道疾病高发季节,有效预防院内感染,依靠对该问题的高度重视以及积极遵守综合防止交叉感染策略。

RSV 肺炎病情一般较轻,单纯病例 6～10d 临床恢复,极少死亡。

二、腺病毒肺炎

(一)概述

腺病毒肺炎为腺病毒感染所致,目前腺病毒共有 64 个血清型,引起婴幼儿肺炎最常见的为 3、7 型,7 型有 15 个基因型,其中 7b 所致的肺炎临床表现典型而严重,可引起闭塞性细支气管炎。从 20 世纪 80 年代后期至今 7b 已渐被 7d 取代,而 7d 引起的肺炎相对较轻。腺病毒肺炎曾是我国小儿患病率和死亡率最高的病毒性肺炎,占 20 世纪 70 年代前病毒性肺炎的第 1 位,现被 RSV 肺炎取代。

(二)病因

由腺病毒,主要是 3、7 型腺病毒引起,11 型及 21 型也可引起。冬春两季多发。病理改变重,范围广,病变处支气管壁各层均有破坏,肺泡也有炎性细胞浸润,致使通换气功能障碍,终而导致低氧血症及二氧化碳潴留。病情迁延者,可引起严重的肺功能损害。

(三)临床表现

本病多见于 6 个月～2 岁婴幼儿。

1.潜伏期

一般 3～8d。一般急骤发热,往往自第 1～第 2 天起即发生 39℃ 以上的高热,至第 3～第 4 天多呈稽留或不规则的高热,3/5 以上的病例最高体温超过 40℃。

2.呼吸系统症状

大多数患儿自起病时即有咳嗽,往往表现为频咳或轻度阵咳。呼吸困难及发绀多数开始于第 3～第 6 天,逐渐加重;重症病例出现鼻翼扇动、三凹征、喘憋(具有喘息和憋气的梗阻性呼吸困难)及口唇指甲青紫。初期听诊大都先有呼吸音粗或干啰音,湿啰音于发病第 3～第 4 天后出现。重症患儿可有胸膜反应或胸腔积液(多见于第 2 周)。

3.神经系统症状

一般于发病3～4d以后出现嗜睡、精神萎靡等,有时烦躁与精神萎靡相交替。在严重病例中晚期出现半昏迷及惊厥。部分患儿头向后仰,颈部强直。

4.循环系统症状

面色苍白较为常见,重者面色发灰。心率增快。重症病例的35.8%于发病第6～第14天出现心力衰竭。肝脏逐渐肿大,可达肋下3～6cm,质较硬,少数也有脾大。

5.消化系统症状

半数以上有轻度腹泻、呕吐,严重者常有腹胀。

6.其他症状

可有卡他性结膜炎、红色丘疹、斑丘疹、猩红热样皮疹,扁桃体上石灰样小白点的出现率虽不高,但是也是本病早期比较特殊的体征。

(四)辅助检查

(1)血常规:白细胞总数在早期均减少或正常,小部分病例可超过$10×10^9/L$,以淋巴细胞为主。有继发细菌感染时,白细胞可增多,且中性粒细胞也增多。

(2)血液气体分析:主要表现为PaO_2减低,$PaCO_2$有增高的现象,在缺氧程度较明显的病例中表现显著。

(3)在肺部体征不明显时,X线胸片已有改变。轻症仅表现为支气管周围炎。一般病例以大病灶改变为主,右侧多于左侧;小病灶改变分布于两肺的内中带及两侧下部。随着病情发展,病灶密度增高,病变也增多,分布较广,有的互相融合成大病灶状。部分病例在病的极期可有胸膜反应或胸膜积液,量不多。个别可见到肺气肿、肺不张。部分轻症病例肺部阴影在1～2周吸收。严重者病变大都在2周后开始消退,3～6周后才完全吸收。腺病毒肺炎的轻症病例,肺部X线表现与一般支气管肺炎相似。病程为10d左右。

(4)病原学检查。

1)分离培养:标本应尽早从感染部位采集。采集患者咽喉、眼分泌物,粪便和尿液等,加抗生素处理过夜,离心取上清接种敏感细胞(293、Hep2或HeLa细胞等),37℃孵育后可观察到典型CPE,即细胞变圆、团聚,有拉丝现象,最突出的表现是许多病变细胞聚在一起呈葡萄串状。

2)病毒鉴定:用荧光标记的抗六邻体抗体与分离培养细胞作用来鉴定腺病毒,也可用血凝抑制(HI)试验或中和试验(NT)检测属和组特异性抗原并鉴定病毒的血清型。

3)PCR 可用于腺病毒感染的诊断,引物设计主要根据腺病毒六邻体、VAI 和 VAII 编码区序列,能检测所有血清型。

4)血清学检查:常用血清学方法包括 IF、CF、EIA、HI 及 NT 等试验,采取患者急性期和恢复期双份血清进行检测,若恢复期血清抗体效价比急性期增长 4 倍或以上,即有诊断意义。快速检测血清可用 ELISA 法或乳胶凝集试验。

(五)诊断

根据临床症状:①持续高热、咽峡炎、结膜炎和麻疹样的皮疹。②肺部体征往往在高热 4～5d 后出现,可听到中细湿啰音。③在肺部体征不明显时,X 线改变即可出现。④用抗生素治疗不见好转,病情逐渐加重。出现以上临床表现时可疑为腺病毒肺炎。

诊断困难的病例,实验室检查可能有帮助。常用的实验室诊断方法有:①从患儿咽拭子或鼻洗液标本培养腺病毒,后者的阳性率较咽拭子培养的阳性率要高,方法可靠,但需 7～14d 方有结果。②早期快速诊断,常用的有效方法是免疫荧光法和 PCR 法。

(六)鉴别诊断

本病需与麻疹肺炎、肺结核等鉴别。早期临床症状为发热、咽峡炎、结膜炎和麻疹样皮疹,需与麻疹鉴别。如有麻疹的接触史,发热 3～4d 后口腔黏膜出现 Koplik 斑,咽部脱落细胞直接、间接免疫荧光抗体检查和免疫酶标抗体法检测患儿的咽部脱落细胞中腺病毒抗原均为阴性时,则应考虑为麻疹感染。

此外肺结核原发综合征、粟粒型肺结核、干酪样肺炎需与腺病毒肺炎鉴别。在以上结核感染时,临床表现如高热持续不退,有时也可出现呼吸困难、发绀,用抗生素治疗无效等,需与腺病毒肺炎鉴别。在肺结核时,肺部物理检查体征不如腺病毒肺炎明显,并可结合结核接触史及结核菌素试验等来鉴别。

(七)治疗

至今尚无抗腺病毒的药物。综合治疗是腺病毒肺炎的主要治疗措施,包括对症治疗以及治疗在病情发展中不断出现并发的危重症状。减轻呼吸道阻塞、缓解呼吸困难及缺氧等都很重要。

(八)预后

病情的严重程度与病毒型的毒力有关,如 7 型较 3 型为重,有免疫功能缺陷的患儿,感染腺病毒时病情较重。有许多报道关于腺病毒和流感病毒、麻疹病毒和其他病毒之间有交相感应,相互影响的作用。在流感流行时,常可见腺病毒感染的病例出现。麻疹感染时易合并腺病毒感染,实际上一部分麻疹肺炎由腺病毒感染所致,此时病情较严重,预后不良。年龄与严重程度也有关系,一般情况下年幼儿腺病毒感染往往较年长儿为重。

腺病毒肺炎后的肺组织受到严重破坏,病变的恢复、吸收过程需要数周至数个月。少数延长至数年尚留有肺部后遗症,如闭塞性毛细支气管炎、支气管扩张、肺气肿、肺心病、肺不张、肺纤维化等。集体机构有腺病毒感染时,需采取隔离措施。对咽部病毒阳性持续时间进行观察,患儿的隔离期应为2周或延至热退。

第四节 儿童支气管哮喘

一、概述

支气管哮喘(简称哮喘)是儿童期最常见的非感染性慢性呼吸道疾病,发达国家学龄儿童中哮喘的患病率高达5%～20%,是全球性儿童期主要公共健康问题之一。近几十年来我国儿童哮喘的患病率呈逐渐上升趋势,最近完成的全国儿童哮喘流行病学调查结果显示,我国城市城区0～14岁儿童支气管哮喘的累计患病率在20年间上升了约1.5倍,达到了3.02%,部分地区儿童哮喘累计患病率则高达7%以上,接近发达国家的水平。

哮喘对儿童睡眠的影响可以高达34%,是导致儿童因病误学(23%～51%)和活动受限(47%),及家长误工的主要原因之一。儿童因哮喘急诊治疗的费用占哮喘总治疗费用的45%～47%,有7%哮喘儿童至少有1次因哮喘而住院治疗。哮喘直接影响儿童肺功能的发育,儿童期的肺功能决定了成年以后的肺功能状态,因此儿童期哮喘的优化治疗将直接影响哮喘的远期预后。

哮喘的主要特征是可逆性气道阻塞和气道高反应性,在哮喘的发病机制中气道慢性炎症起着关键作用。哮喘是由多种细胞,包括炎性细胞(嗜酸性粒细胞、肥大细胞、T淋巴细胞、中性粒细胞等)、气道结构细胞(气道平滑肌细胞和上皮细胞等)和细胞组分参与的气道慢性炎症性疾病。这种慢性炎症导致易感个体的气道反应性增高,当接触物理、化学、生物等刺激因素时,发生广泛多变的可逆性气流受限,从而引起反复发作的喘息、咳嗽、气促、胸闷等症状,常在夜间和(或)清晨发作或加剧,多数患儿可经治疗缓解或自行缓解。哮喘的治疗目标是用尽可能少的药物负担达到并维持疾病的临床控制和降低疾病的远期影响。

二、病因

儿童哮喘是环境暴露、固有生物学特性和遗传易感性相互作用的结果。环境暴露包括呼吸道病毒感染、吸入变应原和环境烟雾等生物学和化学因子。易感个体对这些普通暴露物刺激产生免疫反应,导致气道持续的病理性炎症变化,同时伴有受损气道组织的异常修复。

1.支气管收缩

导致哮喘临床表现的主要病理生理学变化是气道狭窄及其伴随的气流受限。在哮喘急性发作时,不同刺激因素可以迅速导致支气管平滑肌收缩。变应原导致的支气管收缩主要是通过 IgE 介导的肥大细胞释放组胺、类胰蛋白酶和白三烯等介质,直接收缩支气管平滑肌。

2.气道肿胀和分泌物增加

哮喘持续气道炎症时存在明显的黏膜和黏膜下组织肿胀,部分上皮细胞发生脱落。同时气道黏膜上的分泌细胞分泌过多的黏液,进一步加重气道腔的狭窄和气流受限。此病理变化在幼龄儿童喘息中更常见,因黏液分泌过多导致的气道阻塞对支气管舒张剂的治疗反应较差,这可部分解释为何婴幼儿喘息时单用支气管舒张剂的疗效往往不如年长儿那样明显。

3.气道高反应性

气道对不同刺激因素的反应性增高是哮喘的主要特征之一。临床上可以通过支气管激发试验了解气道反应性的强弱,气道反应性的强度与临床哮喘严重度密切相关。气道反应性增高与多种因素有关,包括炎症、神经调节功能异常和结构改变等。其中气道炎症起着关键作用,直接针对气道炎症的治疗可以降低气道的高反应性。

4.气道重构

在部分哮喘患者,气流受限可能仅表现为部分可逆。哮喘作为一种慢性疾病,随着病程的进展,气道可发生不可逆性组织结构变化,肺功能进行性下降。气道重构涉及众多结构细胞,这些细胞的活化和增生加剧了气流受限和气道高反应性,此时患者对常规哮喘治疗的反应性明显降低。气道重构的结构变化包括基底膜增厚、上皮下纤维化、气道平滑肌肥厚和增生、血管增生和扩张及黏液腺的增生和高分泌状态。

哮喘是涉及多种活性细胞的免疫异常性疾病,哮喘的气流受限是众多病理过程的结果。在小气道,气流通过环绕气道的平滑肌调节,当这些气道平滑肌收缩时即可导致气流受限。同时主要与嗜酸性粒细胞有关的气道炎性细胞浸润和渗出也可导致气道阻塞,并引起上皮损伤及脱落至气道腔,加重气流受限。其他炎性细胞,如中性粒细胞、单核细胞、淋巴细胞、巨噬细胞和嗜碱性粒细胞也参与此病理过程。T辅助细胞和其他免疫细胞产生的促炎性细胞因子(如IL-4、IL-5、IL-13等)和趋化因子介导了此炎症过程。病理性免疫反应和炎症与机体异常免疫调节过程密切相关,其中产生IL-10和肿瘤坏死因子-α(TNF-α)的T调节细胞可能起着重要的作用。具有遗传易感特性的儿童在各种过敏性物质,如螨虫、蟑螂、动物皮毛、真菌和花粉等,以及非过敏性因素,如感染、烟草、冷空气和运动等因素的触发下产生一系列免疫介导的级联反应,导致慢性气道炎症性改变。气道炎症与气道高反应性密切相关,在众多刺激因素的促发下发生过激反应,引发气道肿胀,基底膜增厚,上皮下胶原沉积,平滑肌和黏液腺增生,黏液分泌过多,最终导致气流阻塞。

哮喘气道免疫反应包括速发相和迟发相,触发因素导致的速发相免疫反应产生的细胞因子和介质可以激发更广泛的炎症反应,即所谓的迟发相反应,进一步加重气道炎症和气道高反应性。当变应原与抗原递呈细胞(APC)表面IgE高亲和力受体(FceRI)结合,就会启动过敏反应,通过抗原递呈细胞将变应原递呈给T淋巴细胞,激活的T淋巴细胞合成和释放一系列细胞因子,促进炎症反应过程。IgE的合成需有白介素如其他细胞因子的参与,如IL-4和IL-13等。过敏性炎症的特征主要由2型T辅助细胞(Th2)参与,涉及Th2细胞因子和其他免疫介质。目前认为在诱导原始T细胞向Th1或Th2细胞趋化过程中,T调节细胞起着重要作用,其直接影响到机体对过敏性炎症抑制和对变应原发生耐受的过程。同时气道上皮的树突状细胞有利于摄取变应原并与IgE的FceRI结合。此机制与最近发现的哮喘个体上皮屏障功能缺陷有关,后者使得过敏性炎症过程得以扩展和加重。

病毒感染是导致儿童哮喘症状复发和急性发作的主要触发因素,最近的研究提示,以鼻病毒为代表的病毒感染可能参与了机体免疫系统的激发。其具体机制未明,可能涉及哮喘发展过程中的免疫循环,即初始反复的气传性刺激物(如变应原或病毒)刺激后引起气道炎症反复,并导致症状发作。随着病情进展,炎症过程不能完全恢复,出现组织修复和再生,并可能引发长期的慢性病理变化。此过程可使患者的呼吸功能恶化,进而发生气道重构。

变应原致敏与病毒感染的因果关系是目前研究的热点,一般认为,变应原致敏早于鼻病毒诱发性喘息的发生。导致哮喘时上皮损伤的另一个问题是哮喘患者的上皮细胞对于入侵病毒的处理能力减弱,由于支气管上皮细胞产生γ干扰素的能力下降,感染病毒后不能有效地启动上皮细胞防御性凋亡程序,限制病毒的复制,结果导致受累上皮细胞坏死,使病毒得以复制、扩散,症状持续。

气道高反应性在儿童哮喘中很常见,但是并不是儿童哮喘所必有的特征,在儿童运动诱发性哮喘中的表现更明显。支气管高反应性的确切机制并不十分清楚,可能涉及与上皮温度和液体交换的气道屏障功能异常和副交感神经机制。

哮喘患儿因气道阻塞或气道重塑,可有肺功能可逆或不可逆性下降,但是肺功能下降在儿童哮喘发病机制中的意义尚不十分清楚。有出生队列研究显示,相对于肺功能正常的健康儿童,早期即有肺功能下降者,将来更易发生哮喘。但并非所在早期有肺功能异常的儿童,将来均会发展成为哮喘。

气道重构是成人哮喘的一个常见特征,其在儿童哮喘中的意义相对不十分明了,特别是对于究竟气道重构始于何时及重构过程如何启动等并未得出明确的结论。但是无论如何年长儿哮喘中肺功能的下降可能反映了气道结构的变化,如上皮下网状基底膜的增厚,上皮细胞的破坏,蛋白酶和抗蛋白酶平衡失调和新血管的形成,提示在儿童哮喘确实存在气道重构的可能。

现有证据表明,遗传易感性是哮喘发生的一个重要原因,目前研究已证实至少在15条染色体上发现了至少数十个与哮喘易感性相关的区域,其与IgE产生、气道高反应性和炎症介质产生密切相关。

三、临床表现

儿童哮喘的主要临床表现是间歇性干咳和(或)呼气性喘息,年长儿常会诉说气短和胸闷,而幼龄儿童则常常诉说间歇性非局限性胸部"疼痛"感。呼吸道症状可以在夜间加重,呼吸道感染和吸入变应原触发下也可以使症状加重。日间症状往往与剧烈运动和玩耍有关。儿童哮喘的其他症状可以表现轻微,无特异性,包括保护性自我限制运动、可能与夜间睡眠异常有关的疲倦和体育运动能力低下等。病史询问中仔细了解以往使用抗哮喘药物(支气管舒张剂)的情况有利于哮喘的诊断。如使用支气管舒张剂可使症状得以改善,提示有哮喘的可能。如果症状,尤其是喘息经支气管舒张剂和糖皮质激素治疗无效,多不支持哮喘的诊断,要考虑其他诊断的可能。

许多因素可以触发哮喘症状,如剧烈运动、过度通气、寒冷或干燥气体及气道刺激物等,当有呼吸道感染和吸入变应原时,可以增加刺激物暴露的气道高反应性。有些儿童因为长期暴露于环境刺激物,导致症状持续存在,因此环境评估是哮喘诊断和管理的基本要素之一。

如存在危险因素,包括有其他过敏性疾病史,如变应性鼻炎、变应性结膜炎、变应性皮炎,多种变应原致敏,食物过敏和父母有哮喘史等,对哮喘的诊断有一定提示作用,但不是诊断哮喘的必备条件。由于在日常临床就诊时哮喘患者往往无明显的异常征象,因此病史在哮喘的诊断中十分重要。有些患者仅表现为持续的干咳,胸片检查正常,但有时可以通过深呼吸在呼吸末闻及哮鸣音。临床上经过速效吸入 β_2 受体激动剂后哮喘症状和体征在短时(10~15min)内有明显改善,高度提示哮喘诊断的可能。

哮喘急性发作时听诊通常可以闻及呼气相哮鸣音和呼吸相延长,偶尔在部分区域有呼吸音下降,部位通常位于前胸右下侧。由于气道阻塞,可有局限性过度通气(气肿)的征象。因气道内有过度的黏液分泌和炎症渗出,哮喘发作时可以闻及湿啰音和干啰音,容易与支气管肺炎相混淆。但是哮喘湿啰音并非广泛肺泡炎症所致,因此其变化快于支气管肺炎时的啰音,随着有效治疗后气道痉挛得到改善,分泌物排出后啰音可以在短时间内得到明显的改善。如果有固定的局限性湿啰音和呼吸音降低,提示有局部肺不张,此时难以与支气管肺炎相鉴别。在严重哮喘急性发作时,广泛的气道阻塞患者可出现呼吸困难和呼吸窘迫,此时可能闻及双相哮鸣音,即在吸气相也可出现哮鸣音,伴有呼气延长和吸气受限。同时表现为胸骨上和肋骨间隙凹陷,辅助呼吸机运动。极少部分患者,由于有严重的气流受限,呼吸音明显下降,甚至不能闻及哮鸣音,即所谓的"闭锁肺",此为哮喘发作时的危重征象,需采取紧急救治措施。

四、辅助检查

1.肺通气功能测定

是哮喘诊治过程中最主要的检测手段,通过肺通气功能测定可以客观了解和评估可逆性气流受限的状况,也是确定哮喘诊断的主要客观指标。对于所有 5 岁以上可以行肺通气功能检查的哮喘儿童都应该定期检测。肺通气功能测定有一定技术规范要求,一般应该由专职人员操作,并经儿科呼吸专科医师评估后得出检测结论。

与儿童哮喘相关的肺通气功能测定的主要指标如下。

(1)用力肺活量(FVC):是深吸气至肺总量后以最大用力、最快速度所能呼出的全部气量,反映肺容量的大小。

（2）第 1 秒用力呼气容积（FEV_1）：用力呼气第 1 秒内呼出的气量，通过计算 FEV_1 占 FVC 的百分数可得出一秒率（$FEV_1/FVC\%$），是评估气流受限的主要指标之一。正常情况下儿童期的呼吸频率与年龄呈反比，年龄越小呼吸频率越快，每次呼吸周期的时间越短。因此在幼龄儿童中评估气流受限时，可以选择 0.5s 用力呼气容积（$FEV_{0.5}$）作为评估指标，其敏感性更优于 FEV_1。

（3）最大呼气流量（MEF）：又称呼气峰流量（PEF），指用力呼气过程中达到的最高呼气流速，可直接反映气道的通气功能状况。

（4）最大呼气中段流量（MMEF）：是由 FVC 曲线计算得到的用力呼出肺活量 $25\%\sim75\%$ 的平均流量，是判断气道阻塞的主要指标之一，尤其对于小气道病变的敏感性优于 FEV_1。

如无条件进行肺通气功能检测，可以使用简易峰流速仪监测通气功能，通过连续的峰流速测定可以了解肺通气状况，有利于哮喘控制的评估和对治疗的反应性。一般要求每天早晚各测一次，正常情况下，变异率应该<20%。实际应用时建议在患者无哮喘症状时连续测定 2 周，首先建立个人最佳值，以后根据此个人最佳值评估疾病状况。

脉冲震荡（IOS）肺功能检测技术对儿童的配合要求较低，可用于 3 岁以上儿童哮喘的肺功能测定。国际上已有相关 IOS 检测和评判标准，认可其在儿童哮喘评价中的地位，并纳入了部分哮喘防治指南。但是在具体应用时应该注意到目前国内尚无统一的正常预计值标准，评估时还需慎重。

幼龄儿童也可以采用潮气通气肺功能检测，但是除了缺乏国人的正常预计值标准参数外，还由于其采用非用力呼吸方法获得检测参数，对于哮喘气流受限程度评估的价值有限，目前尚未被任何哮喘指南作为检测指标纳入其中。

2.激发试验

当临床症状提示为哮喘而肺通气功能正常时，测定气道反应性的激发试验有助于疾病的诊断。激发试验的方法包括通过吸入乙酰甲胆碱或组胺等支气管收缩剂刺激的直接激发，和吸入甘露醇或通过一定强度运动刺激的间接激发。常用的激发试验是通过逐级递增吸入刺激物的浓度或增加运动强度直至达到支气管收缩（以 FEV_1 下降 20% 为准），或者达到最大累积吸入激发物浓度或最大运动强度来评估气道的反应性。导致 FEV_1 下降 20% 时吸入激发药物的剂量或运动强度越低，表明气道反应性越高。结果以达到 FEV_1 下降 20% 时的吸入激发药物剂量（PD_{20}）或浓度（PC_{20}）表示。如以乙酰甲胆碱激发，一般以 PC_{20} 低于 8mg/mL 判断为激发试验阳性，表明存在气道高反应性，支持哮喘的诊断。但是激发试验阳性并非哮喘所特有,激发试验阳性也可能发生在其他疾病如变应性鼻炎等,因此激发试验的价值更可能在于排除哮喘诊断,如果未接受抗炎治疗的有症状儿童,激发试验阴性基本可以排除哮喘诊断。

激发试验有可能导致严重哮喘急性发作,因此必须严格按操作规范进行,并需配备即刻处理急性支气管收缩所需的医疗设备和急救药物。

3.无创气道炎症标志物测定

气道炎症标志物测定是近年逐渐在临床开展的无创检测手段,目前临床常用的方法如下。

(1)诱导痰液检测:通过超声雾化吸入高渗盐水(一般选 3%浓度)诱导获得痰液进行分析。对诱导痰液的细胞学分析和炎症相关因子的测定可以了解气道炎症的性质和严重度。在哮喘患者中进行高渗盐水诱导痰液时有可能导致支气管痉挛,在诱导前必须预防性吸入 $β_2$ 受体激动剂。学龄儿童中诱导痰液的成功率约为 80%,而在低龄儿童中成功率较低,由于不能有效地将痰液咳出,低龄儿童往往需要通过吸引管获取痰液。

由于痰液诱导过程较复杂且费时,虽然目前已有痰液诱导方法的质控标准,但是在实际操作中往往难以掌控,而且诱导痰液分析在儿童哮喘诊断和监测中的价值尚未确立,因此目前此技术尚未在儿科临床中普遍开展,主要应用于哮喘等疾病的临床研究。

(2)呼出气一氧化氮分数:呼出气一氧化氮分数(FeNO)是迄今为止非创伤性气道炎症评估中研究最深入的一种炎症标志物监测方法,也是目前临床应用较广的儿童哮喘检测手段。通过标准化的检测方法,可以在呼气相经口测得稳定的FeNO,测得的水平以十亿分之一颗粒(ppb)的单位表示。该项检测技术要求高,需要十分精准的评估,因此使用不同仪器和不同检测单位所获得的结果往往不具有可比性。

FeNO 检测主要通过在线的方法进行,受试者通过口器以 50mL/s 的流速恒定地呼出气体,儿童检测时呼出气需持续 6s。要避免经鼻呼出气对检测结果的影响,因鼻和鼻窦产生的 NO 远高于下呼吸道。对于低龄儿童也可以采用离线方法,即通过将呼出气体集于密闭容器后再分析测定,但是此方法可能会受到不同因素的影响,精确度不如在线检测。

在进行 FeNO 评估时要注意可能的影响因素,如过度用力呼吸可以导致FeNO 水平下降,并维持数分钟,如果需要同时进行肺通气功能检测,一定是先检测 FeNO 后检测肺通气功能。吸烟可以降低 FeNO,而富含硝酸盐或精氨酸的食物可以明显提高 FeNO 水平。感染对 FeNO 的影响也是不可小觑的一个问题,检测时都应该注意。通过对不同流速时 FeNO 水平的评估,有可能计算出支气管或肺泡来源的 FeNO,但其精确度尚待确认,目前仅限于研究所用。

根据我国最近完成的全国性研究结果,我国儿童的 FeNO 略高于国外报道的资料,平均值在 12ppb(95％可信区间,5～24ppb),男女性别差别并不大。如果 FeNO 水平明显增高,达 40～50ppb 以上或高于正常上限 20％,高度提示气道存在嗜酸细胞性炎症。

FeNO 检测有助于变应性哮喘的诊断,尤其当哮喘的症状不明显时。与儿童哮喘时肺功能检测多显示正常不同,在无症状的哮喘儿童中 FeNO 水平往往可以持续升高。FeNO 检测反映的是嗜酸细胞性炎症,在中性细胞性炎症其水平并不升高,因此必须强调不能仅依据 FeNO 水平做出哮喘的诊断或排除哮喘诊断。吸入糖皮质激素(ICS)可有效降低 FeNO 水平,此效应可以发生在 ICS 治疗后的数天内。在实践中对于已接受 ICS 治疗个体,FeNO 对于疾病诊断的临床价值有限,临床上也不推荐仅依据 FeNO 水平调整 ICS 的剂量。但是在另一方面,可以通过检测 FeNO 了解患者对 ICS 治疗的依从性和疾病状态。经过 ICS 治疗后 FeNO 下降的个体中,如 FeNO 再度上升预示着可能由于停用或减量 ICS 而使得哮喘控制不良。如果 FeNO 持续升高提示发生急性发作的危险可能性增高。FeNO 反复检测的临床价值高于单次检测,有利于动态评估。

4.过敏状态检测

虽然不能根据变应原检测结果诊断哮喘,但是变应原检测有助于了解哮喘儿童的过敏状态和预测疾病的远期转归,同时可以识别与哮喘相关的可能触发因素,为环境控制提供客观依据,并有利于特异性免疫治疗方案的制订。

常用变应原检测方法有皮肤点刺试验和血清特异性 IgE 测定,前者为体内试验,后者为体外试验,两者临床意义相近,可以互补。而目前部分单位采用的变应原特异性 IgG 测定,检测的阳性结果仅表明机体对某一种物质的接触,并非评价过敏状态的标准检测手段,对哮喘儿童过敏状态的评估不具有实际临床意义。

5.血气分析

血气分析有助于判断哮喘急性发作时的严重程度,建议对于中、重度哮喘急性发作者进行血气分析。哮喘急性发作时存在不同程度的低氧血症,病初作为代偿,机体试图通过增加每分通气量来改善低氧血症,用力深呼吸。因此哮喘急性发作初期由于代偿性过度通气,可出现一过性低碳酸血症,pH 可以接近正常,甚至高于正常水平。当疾病进一步恶化时,低氧血症加重,酸性代谢产物增加,呼吸肌疲劳,有效通气量下降,逐渐出现 CO_2 潴留甚至出现严重的高碳酸血症,血气分析显示混合性酸中毒。因此当血气分析结果显示 CO_2 水平由低向正常水平过渡时,表明疾病正在进行性恶化,应该采取紧急医疗措施。

6.放射学检查

哮喘是可逆性气流受限性疾病,大多情况下无须进行放射学检查。但是对于诊断不明,或临床治疗效果不佳的年幼喘息儿童,胸部放射学检查有助于排除其他原因所致喘息病变。当哮喘急性发作时病情难以控制,或发生急剧恶化时,需考虑发生并发症的可能,如气胸和纵隔气肿,或右肺中叶综合征等,此时可能需要通过放射学检查得以确诊。

7.支气管镜检查

近年国内儿科临床支气管镜的应用逐渐普及,部分儿童喘息诊断不明或临床控制不佳的喘息儿童可能需要进行此项检查,但需严格掌握指征。

气道内镜检查可以直接了解气道的解剖结构,除外异物吸入,有助于了解黏膜炎症和黏膜下组织增生的程度,并可通过支气管肺泡灌洗液分析,获取气道炎症相关信息。具体操作时要根据病情特点考虑分别进行硬质喉气管镜和纤维支气管镜检查。硬质喉气管镜视野大,有利于更好地观察喉后方的部位及气管上端,并可以较方便地直接移除异物。而纤维支气管镜在评估气道的动力学方面更佳,通过观察呼吸和咳嗽时气道的稳定性可以发现气管/支气管软化等病变。检查时应该对整个气道进行观察,即使在喉部发现了可以解释喘鸣的原因,仍有 15% 的患者可以同时存在下气道病变。对于迁延性喘息患者,早期进行支气管镜评估可以提供快速准确的诊断,并预防不必要的检查和过度治疗。

五、诊断

1.儿童哮喘诊断标准

(1)反复发作喘息、咳嗽、气促、胸闷,多与接触变应原、冷空气,物理、化学性刺激,呼吸道感染以及运动等有关,常在夜间和(或)清晨发作或加剧。

(2)发作时在双肺可闻及散在或弥漫性,以呼气相为主的哮鸣音,呼气相延长。

(3)上述症状和体征经抗哮喘治疗有效或自行缓解。

(4)除外其他疾病所引起的喘息、咳嗽、气促和胸闷。

(5)临床表现不典型者(如无明显喘息或哮鸣音),应至少具备以下1项。

1)支气管激发试验或运动激发试验阳性。

2)证实存在可逆性气流受限:①支气管舒张试验阳性:吸入速效 β_2 受体激动剂(如沙丁胺醇)后 15min 第 1 秒用力呼气容积(FEV_1)增加≥12%,和绝对值≥预计值的 10%。②抗哮喘治疗有效:使用支气管舒张剂和口服(或吸入)糖皮质激素治疗 1~2 周后,FEV_1 增加≥12%。③最大呼气流量(MEF)每天变异率(连续监测 1~2 周)≥20%。

符合(1)~(4)条或(4)、(5)条者,可以诊断为哮喘。

此诊断标准体现了哮喘是一种临床综合征的现代观念,强调了哮喘症状的反复性和可逆性,但不再限定以发作次数作为诊断依据,这更有利于临床实际操作。当临床出现复发性喘息,经抗哮喘治疗有效,或可自然缓解,在可能的条件下排除其他疾病即可做出哮喘的临床诊断,有利于疾病的早期干预。当然年龄合适者,作为诊断和疾病严重度评估的客观指标,所有患者都应该定期进行肺功能检测。

2.咳嗽变异性哮喘的诊断

部分儿童临床以咳嗽为唯一或主要表现,不伴有明显喘息,需考虑咳嗽变异性哮喘(CVA)的可能。CVA 诊断依据:

(1)咳嗽持续≥4 周,常在夜间和(或)清晨发作或加重,以干咳为主。

(2)临床上无感染征象,或经较长时间抗生素治疗无效。

(3)抗哮喘药物诊断性治疗有效。

(4)排除其他原因引起的慢性咳嗽。

(5)支气管激发试验阳性和(或)MEF 每天变异率(连续监测 1~2 周)≥20%。

(6)个人或一、二级亲属有特应性疾病史,或变应原检测阳性。

符合以上(1)~(4)项为诊断基本条件。如不进行适当的干预约有 30% CVA 患者将发展为典型哮喘。

我国研究显示,CVA 是儿童慢性咳嗽的首位病因。由于缺乏客观指标,目前临床上存在 CVA 诊断不足和诊断过度两方面的问题,应引起临床医师的重视。CVA 诊断标准中强调了诊断性治疗的重要性,如果经规范抗哮喘治疗临床症状改善不明显,不应一味提高治疗强度,而是应该重新审核 CVA 诊断的准确性,以避免临床误诊。

3.低龄儿童哮喘的诊断

有 40%~50%的儿童在 3 岁前出现过至少 1 次喘息和呼吸困难等哮喘样症状,但是仅有约 30%反复喘息的学龄前儿童到 6 岁时仍有哮喘症状。事实上发生喘息的低龄儿童中大约半数仅发生过 1 次喘息。另一方面,80%儿童持续哮喘患者的喘息症状出现在 6 岁以前,半数以上的喘息症状发生在 3 岁以前。而且低龄儿童喘息的疾病负担远高于年长儿，与学龄儿童相比，＜3岁儿童的哮喘控制情况逊于学龄期儿童，临床上有更多的睡眠障碍和活动受限，以及更高的门急诊就诊率和住院率。

由于年龄特点和疾病特征，低龄儿童的哮喘诊断缺乏明确的客观指标，基本上是依据临床特征和对药物的治疗反应而定。虽然临床上可以根据导致喘息发生的触发因素和临床表现，将婴幼儿喘息进行临床分型，如根据喘息发生和持续的时间分成早期一过性喘息、早期持续性喘息和迟发性喘息/哮喘；或者根据触发喘息的原因分成发作（病毒）性喘息和多因性喘息等不同表型。但是这些分型都有一定的局限性，如根据症状出现和持续的时间分型，前两种表型的确定只能是回顾性分析。而根据触发原因的分型虽然对现症喘息有一定帮助，但是两种表型间常有交叉，也可能随时间迁延而发生相互转变。

如我们将哮喘视为一种临床综合征，在低龄儿童中诊断哮喘就不会感到困难。只要临床上符合反复喘息的特点，抗哮喘治疗有效，排除其他疾病临床上即可诊断为哮喘。我国儿童哮喘诊治指南中提出了低龄儿童喘息患者中可能提示哮喘诊断的临床特征：①多于每月1次的频繁发作性喘息。②活动诱发的咳嗽或喘息。③非病毒感染导致的间歇性夜间咳嗽。④喘息症状持续至3岁以后。在临床实践中更重要的是如何能在低龄儿童中早期识别发生持续哮喘危险因素，以利制订合理的治疗方案。

目前临床常用的儿童哮喘预测指数（API），对于预测低龄儿童喘息的远期预后有一定帮助。经过多年实践，目前推出了修订版API（mAPI），具体内容包括3项主要指标（父母有哮喘史、医师诊断的湿疹和吸入变应原致敏）和3项次要指标（食物变应原致敏、外周血嗜酸性粒细胞≥4％和非感冒性喘息）。如果儿童在出生后3年内发生反复喘息（≥4次），同时有3项主要指标中的1项，或3项次要指标中的2项，即为mAPI阳性。mAPI预测学龄期儿童持续哮喘的特异性较高但是灵敏度较低，阴性预测值的实际临床意义强于阳性预测值。即如果mAPI阴性，虽然在3岁内有频繁喘息，但是其学龄期发生持续哮喘的机会仅为5％，与我国部分大城市普通人群中学龄儿童的哮喘患病率相似。必须指出mAPI是预测低龄喘息儿童发生持续性哮喘的指标，并非低龄儿童哮喘的诊断标准，不能据此诊断哮喘。近年又陆续推出一些类似的儿童哮喘预测参数，分析这些参数可以得出，生命早期过敏状态、喘息严重度、触发因素和性别等与儿童持续喘息的关联度较大。如低龄儿童早期发生特应症，特别是对气源性吸入变应原致敏是儿童发生持续性喘息的一个重要危险因素，因此建议对所有年幼喘息儿童进行过敏状态检测，但是不能将变应原检测结果作为哮喘诊断的必备条件。就性别而言,虽然发生早期喘息的儿童中,男童较多,但是女童发生持续喘息的可能性远高于男童,危险度是男童的1倍。

4.疾病分期与分级

(1)分期:根据临床表现哮喘可分为急性发作期、慢性持续期和临床缓解期。急性发作期是指突然发生喘息、咳嗽、气促、胸闷等症状,或原有症状急剧加重;慢性持续期是指近3个月内不同频度和(或)不同程度地出现过喘息、咳嗽、气促、胸闷等症状;临床缓解期是指经过治疗或未经治疗症状、体征消失,肺功能恢复到急性发作前水平,并维持3个月以上。

(2)分级:包括病情严重程度分级、哮喘控制水平分级和急性发作严重度分级。

1)严重程度分级:主要用于初次诊断和尚未按哮喘规范治疗的患儿,作为制订起始治疗方案级别的依据。

2)控制水平的分级:用于评估哮喘患儿是否达到哮喘治疗目标及指导治疗方案的调整以达到并维持哮喘控制,是儿童哮喘的主要评估指标。

3)哮喘急性发作严重度分级:儿童哮喘急性发作时起病缓急和病情轻重不一,可在数小时或数天内出现,偶尔可在数分钟内即危及生命,故应即刻对病情做出正确评估,以便给予及时有效的紧急治疗。

六、鉴别诊断

哮喘的症状并非特异性,也可由许多其他疾病所致,并非所有喘息都是哮喘,因此鉴别诊断十分重要。尤其对于低龄儿童,由于缺乏客观诊断依据,常会出现误诊和诊断不足,对抗哮喘治疗后的临床疗效判断是诊断儿童哮喘的主要手段。

喘息是哮喘的主要体征,是一种连续性、通常为高音调的笛音性呼吸音,伴有呼气相延长,是气流通过部分受阻的胸腔内气道导致的湍流状气流震动气道壁所产生的异常呼吸音。但是在儿科临床实际工作中往往会将不同异常呼吸音相混淆,最常见的是将喘息与喘鸣相混淆,后者是一种具有音乐声性质的单音调尖锐声音,通常不用听诊器就可以闻及,主要是胸腔外大气道阻塞所致,多见于吸气相。出现喘鸣多提示喉和近端气管的气道阻塞和气流受限。一般通过仔细的病史询问和体格检查可以明确区分两者的不同原因。

哮喘时由于存在广泛的气道阻塞,因此可闻及汇集了因不同大小气道内气流受限导致的复音调喘息,此特点是有别于具有单音调性质喘鸣音的主要不同之处。

儿童期常见的间歇性复音调喘息可见于哮喘等广泛气道狭窄性疾病,如果使用支气管舒张剂试验性治疗可以快速缓解喘息,高度提示哮喘的诊断。急性的单音调喘息提示有异物吸入的可能,至少有约 15％ 异物吸入的儿童可无明显的呛入史。进行性局限性喘息则提示局限性损伤,包括支气管内损伤,如支气管内膜结核和腺瘤;以及中央气道的管腔外压迫,如肿大的淋巴结或其他肿块,对于后者需及时做进一步的检查。总之,临床上如果遇见单音调喘息的儿童都应该进行相关的辅助检查,包括胸片、纤维支气管镜和(或)CT 检查等。

婴儿中最常见的慢性喘鸣原因是喉软化,喘鸣症状可以出现在出生后数天至数月,一般在生后 12～18 个月症状可以自然缓解。喉软化的喘鸣可以因患儿体位的变化而有所不同。

学龄期或青少年期发生的间歇性突发日间喘鸣可能提示声带功能异常(VCD),因声带处于反常的内收状态,患者在吸气时觉得气短、咳嗽、喉发紧,表现为明显的吸气性喘鸣和呼吸窘迫,常可听到喉部喘鸣,部分患者可伴有喘息。症状通常出现在运动时,尤其多见于高强度竞争的年轻运动员。部分患者并无明显的诱因。偶尔也可见同时患有 VCD 与哮喘的病例。如在肺功能检查中发现流速容量环中出现吸气相切迹,要考虑此病的可能,可以进行喉镜检查,直视下见到声带异常运动可确定诊断。VCD 与哮喘另一个不同点是呼出气一氧化氮水平正常。此病对传统的抗哮喘治疗无效,部分患者可以通过语言训练改善症状。

儿童期少见的慢性喘鸣原因还包括声带麻痹(先天性或获得性)、喉裂、声门下狭窄(先天性或获得性)、血管瘤、喉囊肿和喉蹼等。因此对于反复或持续性喘鸣患者应该考虑进行气道内镜检查。

儿童持续喘息而对 ICS 治疗效果不明显者往往与病毒或细菌感染有关。主要病原体涉及肺炎支原体、肺炎衣原体、流感嗜血杆菌、卡他莫拉菌和肺炎球菌等。持续喘息可能与感染导致的慢性炎症反应有关,对于这些患者需使用抗生素治疗。

在低龄儿童,迁延性细菌性支气管炎(PBB)是另一种尚未被充分认识的迁延性呼吸道疾病,因喘息也是 PBB 的主要临床表现之一,常被误诊为哮喘而久治不愈。PBB 的主要症状是湿性咳嗽,伴或不伴有痰,而且持续存在(＞4 周)。通常湿性咳嗽声音提示支气管内有过多的分泌物,由于夜间痰液的积聚,常常在清晨咳嗽明显,运动可以加重咳嗽。因过多的黏液阻塞,近半数 PBB 患者可以出现喘息症状。其特点是一过性多样性喘息,咳嗽后喘息症状可有明显变化是其特征之一。支气管镜检查是诊断本病的重要手段,不但可以直观地了解气道腔内的变化,还可以直接获取黏膜标本。通过支气管肺泡灌洗方法,获取灌洗液进行病原学和细胞学检查,同时还可以通过祛除黏液栓和分泌物改善气道的通畅性。与 PBB 相关的病原菌以不定型流感嗜血杆菌为主,经适当疗程的敏感抗生素治疗 PBB 可以完全恢复。

有基础疾病儿童的临床喘息表现多不典型,大多数情况下通过仔细询问病史和详尽的体格检查可以排除不典型喘息。在低龄儿童中慢性咳嗽和喘息提示反复吸入、气管/支气管软化、先天性气道畸形、异物吸入或支气管肺发育不良的可能性较大。

如果病史和体格检查提示为不典型喘息的可能,应立即进行相关进一步检查。通过 X 线胸片和(或)CT 检查,可以大致了解胸腔和肺部病变的范围和性质。年龄合适者都应该进行肺通气功能检查。

七、治疗

1.治疗目标

哮喘是一种慢性炎症性疾病,迄今为止尚无任何一种药物可以治愈或改善儿童哮喘的进程,目前的治疗目标是达到和维持哮喘控制,减少疾病的远期风险。具体目标为:①达到并维持症状的控制。②维持正常活动,包括运动能力。③维持肺功能水平尽量接近正常。④预防哮喘急性发作。⑤避免因哮喘药物治疗导致的不良反应。⑥预防哮喘导致的死亡。

2.防治原则

儿童哮喘控制治疗应越早越好。要坚持长期、持续、规范、个体化治疗原则。具体治疗包括:①急性发作期:快速缓解症状,如平喘、抗炎治疗。②慢性持续期和临床缓解期:防止症状加重和预防复发,如避免触发因素、抗炎、降低气道高反应性、防止气道重塑,并做好自我管理。注重药物治疗和非药物治疗相结合,不可忽视非药物治疗如哮喘防治教育、变应原回避、患儿心理问题的处理、生命质量的提高、药物经济学等诸方面在哮喘长期管理中的作用。

3.长期治疗方案

对于儿童持续哮喘不论年龄都应考虑进行一定时间的控制治疗,具体根据年龄分为 5 岁及以上和 5 岁以下哮喘的长期治疗方案。吸入糖皮质激素(ICS),是儿童哮喘首选长期控制药物,对于无法使用 ICS 或对使用 ICS 有顾虑者可以使用白三烯受体拮抗剂。ICS 治疗的量效关系相对比较平坦,使用低中剂量 ICS 时即可达到显著的临床疗效,对于大多数患儿而言,加大 ICS 剂量并不能进一步获益。而且长期规律使用 ICS 可能会对儿童的生长发育造成一定的不良影响,目前趋向于使用小剂量 ICS 作为儿童哮喘控制治疗的起始推荐剂量,如无效可考虑联合治疗或 ICS 剂量加倍。

初始控制治疗方案根据哮喘病情严重程度分级而定,可以选择第 2 级、第 3 级或第 4 级治疗方案,体现了在初始治疗时"强化"治疗的概念。在开始控制后的 2～4 周必须随访评估疗效,如果病情控制不佳,及时调整控制治疗方案。以后每 1～3 个月审核一次治疗方案,如哮喘控制良好,并维持至少 3 个月,可考虑治疗方案降级,直至确定维持哮喘控制的最小剂量。如部分控制,可考虑升级治疗以达到控制。但考虑升级治疗之前首先要检查患儿吸药技术、遵循用药方案的情况、变应原和其他触发因素回避等情况。如未控制,升级或越级治疗直至达到控制。

在儿童哮喘的长期治疗方案中,除每天规则地使用控制治疗药物外,根据病情按需使用缓解药物。吸入型速效 β_2 受体激动剂是目前最有效的缓解药物,是所有年龄儿童哮喘急性发作的首选治疗药物,通常情况下 1d 内不应超过 3～4 次。亦可以选择联合吸入抗胆碱能药物作为缓解治疗药物。

我国地域广,社会经济发展很不平衡,因此联合治疗方法的选择除了考虑疗效外,还需要同时考虑地区、经济的差异。

(1)控制治疗的剂量调整和疗程:对于单用中高剂量 ICS 者,尝试在达到并维持哮喘控制 3 个月后剂量减少 25%～50%。单用低剂量 ICS 能达到控制时,可改用每天 1 次给药。联合使用 ICS 和长效 β_2 受体激动剂(LABA)者,先减少 ICS 约50%,直至达到低剂量 ICS 才考虑停用 LABA。如使用最低剂量 ICS 患者的哮喘能维持控制,并且 1 年内无症状反复,可考虑停药观察。

有相当比例的 5 岁以下低龄儿童哮喘患者的症状会随年龄增长而自然缓解,而且从某种意义上讲,因缺乏客观指标,可以认为此年龄儿童的任何哮喘治疗都是"试验"性的,因此控制治疗方案的调整有别于年长儿。指南建议每 3～6 个月进行疗效评估,以决定是否需要继续控制治疗。换言之,部分患者仅需要数月控制治疗就可以考虑停药观察,无须长达数年的控制治疗。最近研究显示,对于明确为急性呼吸道病毒感染相关的轻症反复喘息儿童可以考虑早期停用持续控制治疗,改为依据症状驱动的间歇性高剂量 ICS/β_2 受体激动剂治疗方案,高剂量 ICS 的单次疗程一般不超过 2 周。此方案可以明显减少 ICS 的负担,而维持同样的临床疗效。

(2)变应原特异性免疫治疗(SIT):从理论上讲,SIT 是目前唯一可能改变过敏性疾病进程的治疗方法,是通过逐渐增加提纯的变应原剂量使机体对致敏原产生耐受性而产生临床疗效。SIT 是变应原特异性的治疗,因此在开始 SIT 前必须识别和确定触发哮喘的变应原。对于已证明对变应原致敏的哮喘患者,在无法避免接触变应原和药物治疗症状控制不理想时,可以考虑采用针对变应原的特异性免疫治疗,如应用尘螨变应原提取物治疗尘螨过敏性哮喘。如果患者对多种变应原致敏,用单一变应原制剂进行 SIT 的疗效多不理想。

目前可以通过皮下注射免疫治疗(SCIT)或舌下含服免疫治疗(SLIT)两种方法进行治疗。SCIT 在临床已应用数十年,疗效确切,适用于 5 岁以上儿童。近年开始应用于临床的 SLIT 使用方便,相对安全性好,适用年龄更广,但是对于 5 岁以下儿童的有效性和安全性尚未完全确立。

进行 SIT 治疗时应遵循指南行事。哮喘症状必须得到控制,治疗前要查验近期变应原接触情况,检测肺功能。如果患者有过敏性症状或近期感染,或肺功能指标不达标,不能进行 SCIT。如出现明显的局部反应,应该考虑调整剂量。注射 SCIT 后要留院观察至少 30min,如出现任何全身反应,如咳嗽、打喷嚏、瘙痒和急性全身过敏反应的征象,立即注射肾上腺素。局部不良反应一般可以用抗组胺药物治疗或预防。任何实施 SCIT 治疗的单位都必须有经过急救训练的专业人员当班,以便及时实施救急治疗。虽然 SLIT 可以在家庭中实施,首次治疗时必须在医院内进行,同样需要留院观察 30min 以上。

4.急性发作期治疗

主要根据急性发作的严重程度及对初始治疗措施的反应,在原有药物基础上进行个体化治疗。

哮喘急性发作经合理应用支气管舒张剂和糖皮质激素等哮喘缓解药物治疗后,仍有严重或进行性呼吸困难者,称为哮喘危重状态(哮喘持续状态)。如此时支气管阻塞未能及时得到缓解,可迅速发展为呼吸衰竭,直接威胁生命。应将哮喘急性发作的患者置于良好医疗环境中,以相对高流量的方法供氧以维持血氧饱和度 92% 以上,同时进行心肺监护,监测血气分析和通气功能,对未做气管插管者,禁用镇静剂。

儿童哮喘急性发作时的治疗目标是:避免病情在短时间内进行性加重,尽可能减少并发症,避免哮喘死亡,并通过治疗教育患者掌握进行自我管理方法。一般需用联合治疗的方法,通过多途径控制哮喘的发病环节,最大限度地缓解气道痉挛,提高疗效,减少不良反应。

(1)吸入速效 β_2 受体激动剂:使用氧驱动(氧流量 6～8L/min)或空气压缩泵雾化吸入,第 1 小时可每 20min 1 次,以后根据病情可每 1～4h 重复吸入。药物剂量:每次吸入沙丁胺醇 2.5～5mg 或特布他林 5～10mg。如无雾化吸入器,可使用压力定量气雾剂(pMDI)经储雾罐吸药,每次单剂喷药,连用 4～10 喷,用药间隔与雾化吸入方法相同。

肾上腺素皮下注射仅限用于无条件使用速效 β_2 受体激动剂吸入治疗者,应在严密观察下使用。药物剂量:每次皮下注射 1∶1 000 肾上腺素 0.01mL/kg($\leqslant$0.3mL/次)。必要时可每 20min 1 次,但不可超过 3 次。

经吸入速效 β_2 受体激动剂治疗无效者,可能需要静脉应用 β_2 受体激动剂。药物剂量:沙丁胺醇15μg/kg缓慢静脉注射,持续 10min 以上;病情严重需静脉维持滴注时剂量为 1～2μg/(kg·min)[$\leqslant$5μg/(kg·min)]。静脉用药容易出现心律失常和低钾血症等严重不良反应,要严格掌握指征及剂量,并进行必要的心电图、血气及电解质等监护。

(2)糖皮质激素:全身应用糖皮质激素是治疗儿童重症哮喘发作的一线药物,早期使用可以减轻疾病的严重度,给药后 3～4h 即可显示明显的疗效。药物剂量:口服泼尼松 1～2mg/kg,也可静脉给药,琥珀酸氢化可的松 5～10mg/kg,或甲泼尼龙 1～2mg/kg,根据病情可间隔 4～8h 重复使用。

大剂量 ICS 对儿童哮喘发作的治疗有一定帮助,选用雾化吸入布地奈德悬液1mg/次,每 6～8h 一次。但病情严重时不能以吸入治疗替代全身糖皮质激素治疗,以免延误病情。

(3)抗胆碱药:是儿童危重哮喘联合治疗的组成部分,其临床安全性和有效性已确立,对 β_2 受体激动剂治疗反应不佳的重症者应尽早联合使用。药物剂量:异丙托溴铵每次 125～500μg,间隔时间同吸入 β_2 受体激动剂。

(4)氨茶碱:静脉滴注氨茶碱可作为儿童危重哮喘附加治疗的选择。药物剂量:负荷量 4～6mg/kg($\leqslant$250mg),缓慢静脉滴注 20～30min,继之根据年龄持续滴注维持剂量 0.7～1mg/(kg·h),已用口服氨茶碱者,直接使用维持剂量持续静脉滴注。也可采用间歇给药方法,每 6～8h 缓慢静脉滴注 4～6mg/kg。

(5)硫酸镁:有助于危重哮喘症状的缓解,安全性良好。药物剂量:25～40mg/(kg·d)($\leqslant$2g/d),分1～2 次,加入 10%葡萄糖注射液 20mL 缓慢静脉滴注(20min以上),酌情使用 1～3d。不良反应包括一过性面色潮红、恶心等,通常在药物输注时发生。如过量可静脉注射 10%葡萄糖酸钙拮抗。

儿童哮喘危重状态经氧疗、全身应用糖皮质激素、β_2 受体激动剂等联合治疗后病情继续恶化者,应及时给予辅助机械通气治疗。

5.给药方法的选择

儿童哮喘治疗给药方法的选择,直接影响到临床疗效。目前哮喘治疗的主要给药方法是吸入治疗,具有作用直接迅速、药物剂量小、安全性好、使用方便等特点。

(1)吸入治疗:吸入治疗时药物是通过不同的装置以气溶胶的形式输出并随呼吸进入体内,气溶胶具有巨大的接触面,有利于药物与气道表面接触而发挥治疗作用,但气溶胶同时也具有凝聚倾向,其流动性取决于外界赋予它的初始速度,而沉降作用基本遵循 Stoke 定律,即沉降速度与颗粒的质量成正比。吸入药物由于输送装置的特点,药物颗粒的大小、形态、分子量、电荷、吸潮性等的不同,可产生不同的临床效果。就颗粒大小而言,直径在 $1\sim5\mu m$ 的药物颗粒最为适宜,$>6\mu m$ 的颗粒绝大多数被截留在上呼吸道,而 $<0.5\mu m$ 的颗粒虽能达到下呼吸道但在潮气呼吸时有 90% 的药雾微粒被呼出体外。

药物吸入后可通过呼吸道和消化道两条途径进入全身血液循环。目前所用的绝大多数药物吸入肺部后以原形进入血液循环,其中仅有 25% 左右的药物通过肝脏首过代谢灭活,其余大部分药物分布在全身组织。而另有相当大一部分留存在口咽部的药物通过吞咽经消化道吸收进入体内,其中大部分药物可通过肝脏首过代谢迅速失活。因此所有的吸入药物都有一定的全身生物利用度,是经肺和消化道吸收进入血液循环药物的总和。不同的药物和装置组合,药物的全身生物利用度可有明显差异。

1)不同吸入装置的特点:①压力定量气雾吸入剂(pMDI):是目前临床应用最广的一种吸入装置,典型的 pMDI 由药物、推进剂和表面活性物质或润滑剂 3 种成分所组成,呈悬液状。因 3 种成分的密度相差大,静置后可分层,放置一段时间后的首剂药物剂量差异极大应弃用。要做到定量准确,每次使用前必须充分摇匀,否则将影响下一次使用时喷出的药量。pMDI 便于携带,作用快捷,临床疗效与吸入方法密切相关,如正确操作,吸入肺部的药量可达 10% 以上。但是应用 pMDI 有较高的吸入技术要求,在低龄儿童较难掌握复杂的吸入技术而限制了其在该年龄组人群中的应用。以往 pMDI 大多以氟利昂(CFC)作为推进剂,不利于环境保护,目前已被氢氟化合物(HFA)替代。由于理化性质的不同,使用 HFA 的 pMDI 的微颗粒制剂可产生更小的药雾颗粒,增加吸入肺内的药量,特别是周边气道的药量有明显增加,可望取得更好的临床效果。pMDI 的高速气流和大颗粒输出对于其短而小的口器而言,极易造成药物留存在口咽部,增加经胃肠道药物吸收量。因此,应用 pMDI 时要对患者进行详细的指导,具体的吸药要求是:先深呼气,然后做与喷药同步的缓慢深吸气,随之屏气 10s,这样才能使药物充分地分布到下气道,达到良好的治疗效果。②pMDI+储雾罐(pMDIs):针对 pMDI 的不足,加用储雾罐作为辅助装置吸药,可以减少使用 pMDIs 吸药的协同性要求,适用年龄范围更广,减少了推进剂等产生的气道内应激反应。同时提供了药物储存空间,以便于药雾流速减缓和药雾微颗粒变小,患者可以任何吸气流速持续吸药数次,可以提高吸入肺内的药量。根据储雾罐的不同最终有 30%～70% 的药物留存在储雾罐内,减少了口咽部药物存积量,提高了安全度。哮喘急性发作时通过 pMDIs 用大剂量 β_2 受体激动剂吸入可达到用喷射雾化器治疗相似的效果。儿童使用应根据年龄选用合适的储雾罐,使用多剂量药物时,应单剂量重复吸药,不能一次多剂量吸药。需使用去静电处理的塑料储雾罐或金属储雾罐。③干粉吸入剂(DPI):DPI 与 pMDI 吸入的根本不同点在于,通过使用者主动吸气的动能分散药雾微粒,干粉雾颗粒的流速与使用者的吸气流速相吻合,而且颗粒以干粉形式输出,因此药雾在离开吸入装置后,微颗粒的大小不会因时间和距离的变化而发生迅速变化,从气雾动力学上来说,干粉剂的药雾颗粒较 pMDI 更稳定。由于气流速和气流方式的不同,药雾在口咽部留存量也较少。DPI 具有携带方便、使用快捷、操作容易、不含 CFC、可使用纯药、无须维修等特点。不同装置的吸气阻力不同,一般而言,结构简单的单剂量型干粉吸入器吸气阻力较小,多剂量型干粉吸入器结构复杂,吸气阻力相对略高。使用者的吸气流速直接决定吸入药量的多少。使用 DPI 时要采用快速的深吸气方式吸药,以期达到最大的吸入药量。在哮喘极重发作及婴幼儿可能达不到足够的吸气流速而不宜应用 DPI。④雾化器:雾化器为所有吸入装置中对患者配合要求最低的一种吸入装置,治疗时患者做平静呼吸即可,药液不含刺激物。由于输出药雾颗粒较小,药雾沉积时间长,药物在肺内的分布较均衡,有较好的临床治疗效应。近年各种改进型雾化吸入装置和新颖药物制剂的出现,使其应用范围也日益广泛。但雾化吸入治疗费用相对较贵,有动力要求而携带不方便,主要用于医院和家庭雾化。

治疗哮喘需选用射流雾化器,普通超声雾化器因输出雾粒不稳定,气雾的水密度高,可能增加气道阻力,不推荐用于儿童哮喘治疗。使用射流雾化器时药池内的液量要充足,一般用量为 3～4mL。药雾微颗粒的大小与动力气流速相关,如用氧气驱动,每分钟流速应达到 6～8L,增加气流速可使雾化量增加,减小药物颗粒,缩短雾化时间,使患者的依从性更好。每次雾化吸入的时间以 5～10min 为宜。尽可能用经口吸药,如用面罩,要注意其密闭性,否则将降低吸入药量。应在安静状态下通过潮气呼吸的方式吸药,可做间歇深吸气。为了避免雾化吸入 ICS 时不良反应的发生,要防止药物进入眼内,在吸药前不能抹油性面膏,吸药后立即清洗脸部,以减少可能经皮肤吸收的药量。

2)吸入治疗时不良反应的防治:吸入治疗时的某些不良反应如口咽部真菌感染,声音嘶哑,吸药时的咳嗽反射等可以通过吸入装置的改变而减轻,用 pMDI 吸药者最好加用储雾罐,特别当长期使用较大剂量的 ICS 时,必须使用储雾罐。由于吸药方式不同使用干粉吸入器时前述不良反应的发生也较少。更重要的是无论使用何种吸入装置,每次吸入 ICS 后一定要及时漱口,去除口咽部沉积的药量,尽可能减少经胃肠道的药物吸收量。

使用不同的制剂吸入体内的药量不尽相同,对疗效有明显的影响。使用吸入治疗时,应将药物和吸入装置作为一个整体加以考虑,选用适合于具体患者的吸入装置。也要考虑到不同药物的体内代谢情况的不同点,尽可能选用肝脏首过代谢率高的药物以减少全身生物利用度,提高用药的安全性。

3)各年龄适用的吸入装置:临床医师应熟悉各种药物、吸入装置和给药方法的特点,根据患者的年龄和病情制订治疗方案,使用合适的吸入装置和药物,指导正确的吸药方法,用尽可能少的药物达到最佳临床治疗效果。

(2)经皮给药:针对儿童用药的特点,目前临床有新型的透皮吸收剂型,如妥洛特罗贴剂。该药采用结晶储存系统控制药物持续释放,药物分子经过皮肤吸收,可以减轻全身性不良反应。每天只需贴敷 1 次,用药后 4～6h 可以达到药物的峰浓度,药效约维持 24h,使用方法简单。根据药物体内特点,一般推荐晚上用药,药物达峰时间正好与儿童哮喘午夜后症状好发时间相吻合,有利于夜间症状的控制。该药有0.5mg、1mg、2mg 三种剂型,分别用于不同年龄的儿童哮喘。

6.临床缓解期的处理

为了巩固疗效,维持患儿病情长期稳定,提高其生命质量,应加强临床缓解期的处理。重点是提高患者自我管理的能力,包括病情监测、触发危险因素的回避、共患疾病的诊治、发作先兆征象的识别和家庭处理方法的掌握。

在哮喘长期管理治疗过程中,要尽可能采用客观的评估哮喘控制的方法,连续监测,提供可重复的评估指标,从而调整治疗方案,确定维持哮喘控制所需的最低治疗级别,维持哮喘控制,降低医疗成本。

八、预防

哮喘大多数始发于儿童期,约有 25％的儿童持续哮喘在 6 月龄前开始发生喘息,我国的流行病学调查资料显示儿童哮喘的喘息症状 70％发生在 3 岁前。但是部分幼年期发生的哮喘可能自然缓解。在 2 岁前因急性喘息而住院的儿童中,半数患者至 5 岁时已无喘息症状,至 10 岁时 70％无喘息症状。但是至 17～20 岁时仅 57％无喘息症状,提示青少年期存在哮喘复发倾向。7～10 岁时哮喘的严重度可以预测哮喘持续至成人的可能性。儿童中、重度哮喘伴有肺功能下降者,其哮喘更可能持续至成人期。轻度哮喘且肺功能正常的儿童,随着时间的推移病情趋于缓解,部分患儿的病情转变为发作性。

目前尚无有效预防儿童哮喘发生的治疗方法,但是在一些研究中发现以下措施有利于降低儿童哮喘发生的危险性:避免环境烟草烟雾、提倡母乳喂养至少 4 个月、健康饮食习惯和生活方式。在我国儿童哮喘的免疫接种问题一直存在争议,现有证据已明确表明免疫接种不但不会加重儿童哮喘的病情,可能有益于疾病的预防,国际上几乎所有儿童哮喘指南中都明文指出哮喘儿童应该按序全程接种疫苗。

第三章　循环系统疾病

第一节　先天性心脏病

先天性心脏病(CHD)简称先心病,是指心脏及大血管在胚胎早期发育异常或发育障碍而导致的心血管解剖结构异常的一种先天性畸形,是小儿时期最常见的心脏病。各类先天性心脏病中以室间隔缺损最多见,其次为房间隔缺损、动脉导管未闭和肺动脉瓣狭窄。法洛四联症是存活的发绀型先天性心脏病中最常见者。

近年来随着科学技术的不断发展,如介入治疗以及在低温麻醉和体外循环、深低温麻醉下心脏直视手术的发展,绝大多数先天性心脏病均能获得明确的诊断和手术矫正治疗。新生儿时期复杂的心脏畸形也能及时诊断并给予手术治疗。因此,先天性心脏病的预后已大为改观。

1.病因

先天性心脏病的病因尚不清楚,可能是遗传因素和环境因素相互作用的结果。

(1)遗传因素:可为单基因缺陷、多基因缺陷和染色体异常引起。但大多数为多基因。

(2)环境因素:主要为宫内感染,特别是妊娠早期的病毒感染(风疹、流行性感冒、腮腺炎和柯萨奇病毒感染等);其他如妊娠早期酗酒、吸毒,孕母缺乏叶酸、接触放射线、服用药物史(抗癌药、抗癫药等)、患有代谢紊乱性疾病(如糖尿病等)及宫内缺氧等均可能与发病有关。

2.分类

临床上可根据心脏左右两侧及大血管之间有无分流将先心病分为三大类。

(1)左向右分流型(潜伏发绀型):左、右心腔或主、肺动脉间有异常通道时,血液从左向右分流而不出现发绀。当剧烈哭泣、屏气或任何病理情况,导致肺动脉或右心室压力增高并超过左心压力时,则可使血液自右向左分流而出现暂时性发绀。以室间隔缺损、动脉导管未闭和房间隔缺损最多见。

（2）右向左分流型（发绀型）：右心腔或肺动脉内压力增高，血流通过异常通道流入左心腔或主动脉，可出现持续性发绀，以法洛四联症最多见。

（3）无分流型（无发绀型）：心脏左、右两侧或动、静脉之间无分流，无发绀，以肺动脉狭窄和主动脉缩窄多见。

一、房间隔缺损

房间隔缺损（ASD）简称房缺，是房间隔在胚胎发育过程中发育不良所致，该病的发病率约为活产婴儿的 1/1500，也是成人最常见的先天性心脏病之一，占先天性心脏病发病总数的 5%～10%，女性较多见，男女发病比为 1∶2。

（一）病理解剖
根据缺损部位的不同，房间隔缺损可分为以下 4 种类型。

1.原发孔型缺损
又称孔型房间隔缺损，约占 15%。

2.继发孔型缺损
最为常见，约占 75%，缺损位于房间隔中心卵圆窝部位，又称中央型。

3.静脉窦型缺损
约占 5%。

4.冠状静脉窦型缺损
约占 2%。

（二）病理生理
出生后随着肺小动脉阻力的下降，体循环血量增加，左心房压力高于右心房，房间隔缺损时，出现左向右分流，分流量大小与缺损大小、两侧心房压力差以及心室的顺应性有关。出生后初期左、右心室壁厚度相似，顺应性也相近，故分流量不大。随年龄增长，肺血管阻力及右心室压力下降，右心室壁较左心室壁薄，右心室充盈阻力也较左心室低，故分流量增加，导致右心舒张期容量负荷加重，故右心房、右心室增大。肺循环血量增加，压力增高，晚期可导致肺小动脉肌层及内膜增厚，管腔狭窄，引起肺动脉高压，使左向右分流减少，甚至出现右向左分流，临床出现发绀症状。

（三）临床表现
1.症状
房间隔缺损的症状随缺损大小而不同。缺损小的可无症状，仅在体格检查时发现胸骨左缘第2～第3肋间有收缩期杂音。缺损较大时分流量也大,导致肺循环充血及体循环血流量不足。临床表现为面色苍白、乏力、多汗、活动后气促、体形瘦长、生长发育迟缓等。由于肺循环血量增多而易反复呼吸道感染,严重者可早期发生心力衰竭。当哭闹、患肺炎或心力衰竭时,右心房压力可超过左心房,出现暂时性右向左分流而呈现发绀。

2.体征

多数患儿在婴幼儿期无明显体征,以后心脏增大,心前区饱满,触诊心前区有抬举冲动感,一般无震颤,少数缺损大、分流量大者可出现震颤。叩诊胸骨右缘心浊音界增大。听诊有以下特点:①第一心音亢进,肺动脉瓣区第二心音亢进,固定分裂。②大多数在左侧第2肋间近胸骨旁可闻及Ⅱ～Ⅲ级收缩期喷射性杂音,杂音因右心室搏血量增加、肺动脉口相对狭窄而产生。③当肺循环血流量超过体循环达1倍以上时,通过三尖瓣血流量增多,在胸骨左下第4～第5肋间隙处可听到三尖瓣相对狭窄的舒张期隆隆样杂音。

(四)辅助检查

1.X线检查

对分流较大的房缺具有诊断价值。心脏外形呈轻至中度增大,以右心房及右心室为主,心胸比大于0.5。肺动脉段突出,肺野明显充血,主动脉影缩小。透视下可见"肺门舞蹈"征,心影略呈梨形。

2.心电图

电轴右偏,显示右心房和右心室肥大、不完全性右束支传导阻滞的图形。原发孔型房缺常见电轴左偏及左心室肥大。

3.超声心动图

M型超声可见右心房、右心室增大及室间隔的矛盾运动。多普勒二维超声心动图可显示分流的位置、方向,且能估计分流的大小。动态三维超声心动图可直接见到缺损的位置和性状。

4.心导管检查

当合并肺动脉高压、肺动脉瓣狭窄或肺静脉异位引流时需行右心导管检查。检查时可发现导管易通过缺损由右心房进入左心房,右心房血氧含量较腔静脉血氧含量高,右心房、右心室和肺动脉压力多正常。

(五)治疗

小型房间隔缺损,不一定需要治疗,有自发关闭的可能,小于3mm的房间隔缺损多在3个月内自然闭合,大于8mm的房间隔缺损一般不会自然闭合。房缺分流量较大时一般可选择手术治疗和介入性心导管术，多在学龄前期进行。

(六)预后

一般预后较好，绝大部分患儿在婴儿期无症状，至学龄期才出现活动耐力降低、劳累后呼吸急促等现象。常见并发症为肺炎，至青中年期可合并心律失常、肺动脉高压及心力衰竭等。

二、室间隔缺损

室间隔缺损(VSD)简称室缺，由胚胎期室间隔发育不全所致，是最常见的先天性心脏病，约占我国先心病的 50%。可单独存在，也可与其他心脏畸形并存。最多见者为膜周型缺损，占 60%～70%，肌部缺损占 20%～30%。

(一)病理生理

分流量大小取决于缺损面积、心室间压差及肺小动脉阻力。正常人右心室的收缩压明显低于左心室，而肺循环阻力仅为体循环的 1/10 左右。当存在室间隔缺损时，血液自左心室经缺损分流入右心室到肺动脉至肺循环。此时肺循环血流量大于体循环血流量。当大量分流使肺循环血流量增加，超过肺血管床容量限度时，导致肺动脉高压，当右心室压力超过左心室，可出现血流自右向左分流而呈现发绀，即艾森曼格综合征。缺损大致可分为 3 种类型，见表 3-1。

表 3-1　室间隔缺损分类

项目	小型室缺 Roger 病	中型室缺	大型室缺
缺损直径(mm)	<5	5～10	>10
缺损面积(cm²/m²)	<0.5	0.5～1.0	>1.0
分类量	少	较多	大
症状	无或轻	有	明显
肺血管	可无影响	有影响	肺高压，艾森曼格综合征

(二)临床表现

1.症状

小型室缺可无症状，一般活动不受限，有时可在剧烈运动时发生呼吸急促，生长发育多正常，多在体检时发现杂音。缺损较大时分流量大，体循环血流量减少，肺循环明显充血，临床表现为发育不良，体重增加缓慢或不增，喂养困难，活动后乏力、气促、多汗，易患呼吸道感染及心力衰竭。有时扩张的肺动脉压迫喉返神经可出现声音嘶哑。一般情况下无发绀,当屏气、剧烈哭泣等因素使肺循环阻力增加,出现右向左分流时可发生暂时性发绀。晚期或缺损很大且伴有明显肺动脉高压时,出现右向左分流,出现发绀,并逐渐加重。

2.体征

可发现心尖搏动增强并向左下移位,心界扩大,胸骨左缘第3、第4肋间可闻及Ⅲ～Ⅳ级粗糙响亮的全收缩期杂音,向四周广泛传导,并伴有收缩期震颤。分流量大时在心尖区可闻及舒张中期隆隆样杂音,由二尖瓣相对狭窄所致。肺动脉瓣第二心音显著亢进。

(三)辅助检查

1.X线检查

小型室缺心脏形态及大小正常或稍增大。中型及大型缺损者心影增大,左、右心室增大,中型缺损以左室增大为主,大型缺损多以右心室增大为主;主动脉弓影缩小,肺动脉段明显突出,肺血管影增粗,搏动增强,透视下可见“肺门舞蹈”征。

2.心电图

可正常或表现为轻度左心室肥大;肺动脉压力增高不明显,血液分流方向为左向右,心电图表现以左心室肥厚为主;当肺动脉压增高,伴较大的左向右分流时,心电图表现为双心室肥厚。症状严重合并心力衰竭时,可伴有心肌劳损的心电图改变。

3.超声心动图

左心房和左心室内径增宽,右心室内径也可增宽,室间隔活动正常,主动脉内径缩小。二维超声可在心脏长轴和四腔切面上显示室间隔缺损,彩色多普勒超声可直接见到分流的位置、方向和区别分流的大小,还可无创性估测肺动脉压力。

4.心导管检查

单纯室间隔缺损很少需要进行心导管检查,若右心室的血氧含量比右心房高1.0%容积以上,即有诊断意义。伴有右向左分流的患者,动脉血氧饱和度降低。分流量的不同导致肺动脉或右心室压力不同程度的增高。

(四)治疗

1.内科治疗

主要防治感染性心内膜炎、肺部感染和心力衰竭。有心力衰竭时给予洋地黄、利尿剂,限制盐分摄入,防治呼吸道感染,以保证正常的生长发育。

2.手术治疗

小型室间隔缺损有自然闭合可能,中型缺损临床有症状者,可在1～3岁在体外循环心内直视下做手术修补。大型缺损在 6 个月内发生内科难以控制的充血性心力衰竭,包括反复发生肺炎和生长缓慢,应手术治疗。6 个月～2 岁婴儿,虽然心力衰竭能控制,但肺动脉压力持续升高、超过体循环压的 1/2 或 2 岁以后肺循环/体循环之比大于 2∶1 时,也应及时手术修补。晚期器质性肺动脉高压,有双向或右向左分流为主者,不宜手术。食管超声引导下小切口室间隔缺损封堵术是近年来新兴的一种治疗方法,更适合婴幼儿室缺修补。

(五)预后

室间隔缺损的预后取决于缺损的大小和部位。小型室缺预后良好,可能合并感染性心内膜炎。30%～50%的膜部和肌部缺损在 5 岁以内有自然闭合的可能,但多发生于 1 岁以内,较大室缺如不及时治疗,可因并发肺炎或心力衰竭而死亡。

三、动脉导管未闭

动脉导管未闭(PDA)较多见,占先心病发病总数的 10%。在胎儿期,肺动脉的大部分血液经开放的动脉导管流入降主动脉。出生后随着自主呼吸的建立,动脉血氧分压升高,肺循环阻力降低,一般在出生后 24h 内发生功能性关闭,一年内达到解剖学关闭。若动脉导管未按正常程序关闭,即为动脉导管未闭。根据动脉导管的形态可分为管型、漏斗型及窗型等不同类型。

(一)病理生理

主动脉压力较高,血液经未闭的动脉导管分流至肺动脉。分流量主要取决于导管的粗细及主、肺动脉之间的压差。左向右的分流使肺循环回流到左心的血流量增多,导致左心房、左心室负荷加重,甚至发生充血性心力衰竭。肺动脉血流量增大导致动力性肺动脉高压;晚期管壁增厚,管腔狭窄、阻塞,导致梗阻性肺动脉高压。当肺动脉压力超过主动脉压时,血流即从肺动脉分流入降主动脉,患儿呈现差异性发绀,即下半身发绀,左上肢有轻度发绀,而右上肢正常。

(二)临床表现

1.症状

临床症状与导管粗细有关,导管细小者可无症状。重症患儿一般体型瘦长,面色苍白,常有活动后疲乏、气急、多汗,喂养困难,生长发育落后,易发生反复呼吸道感染或肺炎及充血性心力衰竭。可因扩大的肺动脉压迫喉返神经出现声音嘶哑。合并严重肺动脉高压者,可出现差异性发绀。

2.体征

心前区隆起,心尖搏动弥散强烈,在胸骨左缘第 2 肋间可闻及连续性"机器"样杂音,向左锁骨下和颈部传导。分流量超过肺循环量 50%,在心尖部可闻及低频的舒张中期杂音。肺动脉瓣区第二心音增强。收缩压多正常,而舒张压很低,脉压增大,一般＞40mmHg,可出现周围血管体征,如水冲脉、毛细血管搏动征、枪击音等。

(三)辅助检查

1.X 线检查

分流量小者心影正常。分流量大者心胸比率增大,左心室增大,心尖向下扩张,左心房亦轻度增大。双肺野轻至重度充血,肺动脉段突出,肺门血管影增粗,主动脉结正常或凸出,透视下可见"肺门舞蹈"征。

2.心电图

大部分患者心电图正常,分流量大者可有左心室肥大、电轴左偏,偶有左心房肥大。若心电图表现为左、右心室肥厚,或右心室肥厚,提示肺动脉压力显著增高。

3.超声心动图

对诊断极有帮助。左心房、左心室增大,主动脉增大。二维超声心动图可直接显示未闭合的动脉导管的管径与长度。多普勒超声可在动脉导管开口处探测到典型的收缩期与舒张期连续性湍流频谱。彩色多普勒超声可显示分流的方向和大小。

4.心导管检查

典型动脉导管未闭一般可不必做心导管检查,诊断困难时可选用。可进一步明确分流部位,是否存在肺动脉高压及动脉导管形态。

(四)治疗

防治呼吸道感染、心力衰竭及感染性心内膜炎。早产儿或新生儿早期动脉导管未闭者,可在生后 1 周内使用吲哚美辛治疗,能促进动脉导管闭合,有效率 90%;通过心导管介入堵闭动脉导管是小儿动脉导管未闭的首选治疗方案,常用弹簧圈、蘑菇伞封堵。外科治疗分为手术结扎与切断缝合手术,手术最佳年龄为 1~6 岁。

四、法洛四联症

法洛四联症(TOF)是最常见的发绀型先天性心脏病,约占先天性心脏病总数的 10%。法洛四联症由四种畸形组成:肺动脉狭窄、室间隔缺损、主动脉骑跨和右心室肥厚。

(一)病理生理

肺动脉明显的狭窄使右心室排血阻力增加,右心室压力超过左心室导致出现右向左的分流。由于存在室间隔缺损、主动脉骑跨,使左心室内血液和部分右心室血液进入主动脉,此时主动脉内为动静脉混合血,使输送到全身各部的血液氧含量降低,出现发绀;发绀的轻重取决于肺动脉狭窄程度和室间隔缺损的大小。肺动脉狭窄越重和室间隔缺损越大,右向左分流量越大,发绀也就越重。同时因肺动脉狭窄,进入肺循环进行气体交换的血流减少,更加重了缺氧和发绀的程度。右心室肥大属继发性病变,是由于肺动脉的狭窄使右心室后负荷加重,引起右心室的代偿性肥厚。

在动脉导管关闭之前,使较大的血流进入肺循环,发绀可不明显,随着动脉导管的关闭和肺动脉狭窄的逐渐加重,发绀日益明显,并出现杵状指(趾)。长期缺氧使红细胞代偿性增多,血液黏稠度高,血流缓慢,可引起脑血栓,若为细菌性血栓,则易形成脑脓肿。

(二)临床表现

1.发绀

为法洛四联症的主要表现,其出现的早晚和程度与肺动脉狭窄的程度有关。多见于唇、指(趾)甲床等毛细血管丰富的浅表部位。由于缺氧,患儿经常呼吸急促,啼哭、吃奶、活动后即可出现气急及发绀加重。

2.蹲踞

婴儿喜大人抱起,双下肢屈曲状,睡眠时呈屈曲位,年长患儿在行走、游戏时,常主动下蹲片刻。因下蹲时下肢屈曲,动静脉受压,既能增加体循环阻力,使右向左分流量减少,又能减轻心脏负荷,可以改善缺氧程度。

3.杵状指(趾)

发绀持续6个月以上者,可因缺氧使指、趾端毛细血管扩张增生,局部软组织和骨组织也增生肥大,表现为指(趾)端膨大如杵状。

4.阵发性缺氧发作

多见于婴儿,当吃奶、哭闹、情绪激动、贫血、感染等时,可突然出现阵发性呼吸困难,表现为呼吸加快、加深,发绀逐渐加重,严重者可突然神志不清,甚至惊厥或晕厥,偶致死亡。年长儿常诉头痛、头晕。为右心室漏斗部肌肉痉挛使肺动脉血流减少,导致脑缺氧所致。

5.心脏体征

心前区略隆起,心界不大,胸骨左缘第2~第4肋间可闻及Ⅱ~Ⅲ级粗糙的喷射性收缩期杂音,此为肺动脉狭窄所致。一般无收缩期震颤。肺动脉瓣第二心音减弱。部分患儿可听到亢进的第二心音。狭窄极严重者或在阵发性呼吸困难发作时,可听不到杂音。

6.其他

一般生长发育稍迟缓,智能发育也可落后于正常同龄儿。

(三)辅助检查

1.X线检查

心影正常或稍大,右心室增大,有时右心房也增大,典型患者心影呈"靴状",即心尖圆钝上翘,肺动脉段凹陷,心底部主动脉影增宽。有时可见右位主动脉弓。肺门血管细小,肺野透亮度增加,侧支循环丰富者肺野呈网状。

2.心电图

电轴右偏,右心室肥大,部分患者可见右心房肥大。

3.超声心动图

二维超声可见主动脉前壁和室间隔连续中断,主动脉内径增宽、骑跨,肺动脉狭窄。此外,右心室、右心房内径增大,左心室内径缩小。彩色多普勒血流显像可见室间隔水平分流,右心室直接将血液注入骑跨的主动脉及狭窄的肺动脉。

4.心导管检查

一般不需要,必要时进行检查。可见右心室压力明显增高,可与体循环压力相等,而肺动脉压力明显降低。心导管较易从右心室进入主动脉或左心室,提示主动脉骑跨与室间隔缺损。周围动脉血氧饱和度下降。

(四)治疗

1.内科治疗

主要为防治呼吸道感染及感染性心内膜炎,摄入足够的水分,防止脱水,防治阵发性缺氧发作,措施为:①及时去除诱因,保持患儿安静。②发作时轻者采取胸膝位即可缓解,重者立即吸氧。③静脉注射去氧肾上腺素(新福林),每次 0.05mg/kg,或静脉注射普萘洛尔(心得安),每次 0.1mg/kg。④必要时皮下注射吗啡每次 0.1~0.2mg/kg。⑤纠正酸中毒,静脉注射 5% 碳酸氢钠 1.5~5.0mL/kg。⑥既往常有发作者,可口服普萘洛尔 1~3mg/(kg·d)。经上述处理后仍不能有效控制者,考虑急症外科手术修补。

2.外科治疗

法洛四联症需要手术治疗。出生时血氧饱和度满意者无须紧急手术,但血氧饱和度过低时必须手术干预。缺氧发作为手术指征,应在婴儿期尽早进行,频繁发作者急诊手术治疗。单纯法洛四联症患者可行一期根治手术,目前手术时机趋于低龄化,多提倡 1 岁以内进行。重症患者可先行姑息手术,待一般情况改善,肺血管发育好转后,再做二期根治手术。

(五)预后

法洛四联症为发绀型先心病中预后最好的一种,与肺动脉狭窄程度有关,肺动脉越狭窄,预后越差。最常见的并发症为脑血栓、脑脓肿和感染性心内膜炎,如有上述并发症预后不良。

第二节　病毒性心肌炎

病毒性心肌炎是由病毒侵犯心脏所致的心肌炎性病变,以心肌细胞的变性或坏死为病理特征,有时病变也可累及心包或心内膜。儿童期的发病率尚不确切,其临床表现轻重不一,大多数预后良好,少数可发生心力衰竭、心源性休克甚至猝死。

一、病因

引起儿童病毒性心肌炎的常见病毒有柯萨奇病毒(B组和 A 组)、埃可病毒、脊髓灰质炎病毒、腺病毒、传染性肝炎病毒、流感和副流感病毒、麻疹病毒、单纯疱疹病毒以及流行性腮腺炎病毒等。值得注意的是,新生儿期柯萨奇病毒 B 组感染可导致群体流行,其死亡率高达 50% 以上。

二、发病机制

发病机制尚不完全清楚。一般认为病毒性心肌炎的发病机制涉及两个方面:病毒对被感染的心肌细胞直接损害;病毒触发人体自身免疫反应而损害心肌细胞,导致变性、坏死和溶解。

三、临床表现

(一)症状

轻重不一。部分患者起病隐匿,有乏力、活动受限、心悸、胸痛等症状,少数重症者可发生心力衰竭并发严重心律失常、心源性休克,甚至猝死。部分患儿呈慢性进程,演变为扩张型心肌病。新生儿患病时病情进展快,常见高热、反应低下、呼吸困难和发绀,常有神经系统、肝脏和肺的并发症。

(二)体征

心脏可有轻度扩大,伴心动过速、心音低钝及奔马律,可导致心力衰竭及晕厥等。反复心力衰竭者,心脏明显扩大,肺部出现湿啰音,肝脾大,呼吸急促和发绀,重症患者可突然发生心源性休克、脉搏细弱、血压下降。

四、辅助检查

(一)心电图

可见严重心律失常。心肌受累明显时可见 T 波降低、ST-T 段改变,但心电图缺乏特异性,需动态观察。

(二)心肌损害血生化指标

肌酸磷酸激酶(CPK)在早期多有增高,其中以来自心肌的同工酶(CK-MB)为主。血清乳酸脱氢酶(SLDH)同工酶增高有助于心肌炎的早期诊断。近年来通过随访观察发现,心肌肌钙蛋白(cTnI 或 cTnT)的变化对心肌炎诊断的特异性更强。

(三)超声心动图

可显示心房、心室扩大及心室收缩功能受损程度,探查有无心包积液以及瓣膜功能。

(四)病毒学诊断

早期可从咽拭子、咽冲洗液、粪便、血液中分离出病毒,结合血清抗体测定更有意义。恢复期血清抗体滴度比急性期增高 4 倍以上,病程早期血中特异性 IgM 抗体滴度在 1:128 以上,利用聚合酶链反应或病毒核酸探针原位杂交自血液或心肌组织中查到病毒核酸可作为某一型病毒存在的依据。

五、诊断

(一)临床诊断依据

(1)心功能不全、心源性休克或心脑综合征。

(2)心脏扩大(X 线、超声心动图检查具有表现之一)。

(3)心电图改变:以 R 波为主的 2 个或 2 个以上主要导联(I、II、avF、V_5)的 ST-T 改变持续 4d 以上伴动态变化,窦房、房室传导阻滞,完全右束支或左束支传导阻滞,成联律、多型、多源、成对或并行期前收缩,非房室结及房室折返引起的异位性心动过速,低电压(新生儿除外)及异常 Q 波。

(4)CK-MB 升高或心肌肌钙蛋白(cTnI 或 cTnT)阳性。

具备上述两项临床诊断依据,可做出临床诊断。因获取上述依据的手段较为普遍,临床诊断更适合于基层医院。

(二)病原学诊断依据

1.确诊指标

自心内膜、心肌、心包(活检、病理)或心包穿刺液检查发现以下之一者可确诊:①分离到病毒。②用病毒核酸探针查到病毒核酸。③特异性病毒抗体阳性。

2.参考依据

有以下之一者结合临床表现可考虑心肌炎由病毒引起:①自粪便、咽拭子或血液中分离到病毒,且恢复期血清同型抗体滴度较第一份血清升高或降低 4 倍以上。②病程早期血中特异性 IgM 抗体阳性。③用病毒核酸探针自患儿血中查到病毒核酸。

3.确诊依据

发病同时或发病前 1~3 周有病毒感染的证据支持诊断:①同时具备病原学确诊依据之一者,可确诊为病毒性心肌炎。②具备病原学参考依据之一者,可临床诊断为病毒性心肌炎。③凡不具备确诊依据,应给予必要的治疗或随诊,根据病情变化,确诊或除外心肌炎。④应除外风湿性心肌炎、中毒性心肌炎、先天性心脏病、由风湿性疾病以及代谢性疾病(如甲状腺功能亢进)引起的心肌损害、原发性心肌病、原发性心内膜弹力纤维增生症、先天性房室传导阻滞、心脏自主神经功能异常、β受体功能亢进及药物引起的心电图改变。

六、治疗

(一)休息

急性期需卧床休息,减轻心脏负荷。

(二)药物治疗

1.抗病毒治疗

仍处于病毒血症阶段的早期患者,可选用抗病毒治疗。

2.改善心肌营养

1,6-二磷酸果糖可改善心肌能量代谢,促进受损细胞的修复,常用剂量为

$100\sim250mg/kg$,静脉滴注,疗程 $10\sim14d$。同时可选用大剂量维生素 C、维生素 E、B 族维生素和辅酶 Q_{10},中药生脉饮、黄芪口服液等。

3.大剂量丙种球蛋白应用

通过免疫调节作用减轻心肌细胞损害,剂量 $2g/kg$,$2\sim3d$ 内静脉滴注。

4.糖皮质激素应用

通常不主张使用。对重症合并心源性休克、致死性心律失常(Ⅲ度房室传导阻滞、室性心动过速)者应足量、早期应用。可用氢化可的松 $10mg/(kg \cdot d)$,加入注射液中静脉滴注。

5.其他治疗

及时治疗心力衰竭,纠正心律失常。

第四章　消化系统疾病

第一节　口　炎

口炎是指口腔黏膜的炎症,若病变局限于舌、齿龈、口角也可称为舌炎、齿龈炎、口角炎。本病多见于婴幼儿。可单独发生,也可继发于急性感染、腹泻、营养不良,维生素 B、维生素 C 缺乏症等。常由真菌、病毒、细菌引起。不注意食具及口腔卫生或各种疾病导致机体抵抗力下降等因素均可导致口炎的发生。

一、鹅口疮

鹅口疮,又名雪口病。为白色念珠菌感染所致的口炎,多见于新生儿,营养不良、慢性腹泻、长期使用广谱抗生素或激素导致菌群失调的患儿。新生儿多经产道或使用不洁的奶具感染。

(一)临床表现

口腔黏膜上出现白色乳凝块样物,颊黏膜多见,颇似奶块,不易擦掉,强行拭之,局部黏膜潮红,可有出血。患儿口腔黏膜较干燥,不红肿、不流涎、不影响吃奶,常无全身症状。但机体抵抗力低下者,病变可蔓延至喉部,并向下波及消化道及呼吸道,甚至导致全身性真菌病。重症患儿可伴烦躁不安,吞咽困难及呼吸困难。诊断多无困难。若诊断有困难,可取白膜少许,涂片加 10% 氢氧化钠 1 滴,在显微镜下观察可见真菌的菌丝和孢子。

(二)治疗

用 2% 碳酸氢钠溶液于哺乳前后清洁口腔,局部涂抹 1% 甲紫,或 10 万～20 万 U/mL 制真菌素鱼肝油混悬溶液,每日 2～3 次。应去除诱因,一般不需要静脉或口服抗真菌药物。为纠正肠道菌群失调,抑制真菌生长,可口服肠道微生态制剂。严重全身衰竭者应加强支持治疗。预防的重要措施是加强营养,注意饮食卫生,适

当补充维生素 B_2 和维生素 C。

二、溃疡性口炎

又称急性膜性口炎,主要致病菌有 B 群链球菌、肺炎链球菌、金黄色葡萄球菌等。多见于婴幼儿,常发生于急性感染、长期腹泻等机体抵抗力降低时。口腔不清洁更利于细菌生长而致病。

(一)临床表现

口腔黏膜充血、水肿,继而有大小不等、散在的浅表溃疡,边缘清楚,表面有较厚的纤维素性渗出物形成的灰白色或黄色假膜覆盖,假膜易于剥去,剥离后呈出血性糜烂面,但不久糜烂面又被假膜覆盖,取假膜涂片或培养可发现致病菌。患儿口腔局部疼痛,流涎、拒食、烦躁,常有发热,体温可达 39~40℃,重者可因进食过少出现脱水和酸中毒。局部淋巴结肿大。白细胞及中性粒细胞增多。

(二)治疗

1.控制感染,加强口腔护理

保持口腔清洁,多饮水。食物以微温或凉的流质、半流质饮食为宜,避免酸性饮料及刺激性食物,禁用刺激性或腐蚀性药物,补充维生素 B_2、维生素 C。每天用 1%~3%过氧化氢溶液或 0.1%利凡诺溶液清洁口腔 1~2 次。局部可喷洒西瓜霜、锡类散及涂 2.5%金霉素鱼肝油等,较大儿童可给消毒防腐含片如克菌定或含漱液如 1:5 000 氯己定(洗必泰)溶液、呋喃西林溶液、0.1%利凡诺溶液含漱。发热及全身中毒症状明显者应同时口服抗生素。

2.对症处理

疼痛严重者可在餐前用 2%利多卡因涂抹局部。发热时用退热剂,明显烦躁者可给镇静剂。全身中毒症状严重、抵抗力低下、有脱水酸中毒者应注意全身支持疗法,可予输液、输血等。

三、疱疹性口炎

又称疱疹性齿龈口炎,为单纯疱疹病毒Ⅰ型感染所致,传染性强,多见于 1~3 岁小儿,发病无明显季节差异。常在托幼机构内引起小流行。

(一)临床表现

好发于颊黏膜、齿龈、舌、唇内和口唇黏膜及邻近口周皮肤,但整个口腔均可受累。起病时发热可高达 38～40℃,1～2d 后,在口腔黏膜上出现单个或成簇的小疱疹,直径 2～3mm,疱疹迅速破溃后形成浅溃疡,上面覆盖黄白色纤维素性分泌物,周围绕以红晕,因而小疱疹实际上较少见到。可继发细菌感染,常伴有颌下淋巴结肿大。患儿局部疼痛明显,可出现流涎、拒食、烦躁。本病经 1～2 周自愈,颌下淋巴结肿大可持续 2～3 周。

本病应与疱疹性咽峡炎鉴别,后者由柯萨奇病毒感染引起,疱疹主要分布在咽部和软腭,有时见于舌,但不累及齿龈、颊黏膜。

(二)治疗

本病为自限性疾病,主要为局部处理及对症处理。局部可涂疱疹净,全身可用抗病毒治疗,除非有继发感染,一般不用抗生素。

第二节　腹　泻

小儿腹泻是一组由多病原、多因素引起的以大便次数增多和性状改变为特点的临床综合征,是儿科常见病、多发病。主要临床表现为腹泻和呕吐,严重者可引起脱水和电解质紊乱。发病年龄多在 6 个月至 2 岁,1 岁以内约占半数。一年四季均可发病,但夏秋季发病率最高。近年来本病的发病率已明显降低,但仍是造成小儿营养不良、生长发育障碍的主要原因之一。是我国儿童保健重点防治的"四病"之一。

目前小儿腹泻常用的分类方法包括:①按病因分为感染性和非感染性。②按病程分为急性腹泻(病程＜2 周)、迁延性腹泻(病程 2 周至 2 个月)和慢性腹泻(病程＞2 个月)。③按病情分为轻型腹泻(主要为胃肠道症状)和重型腹泻(胃肠道症状加重,有脱水、电解质紊乱及全身中毒症状)。

一、病因和发病机制

(一)病因

1.易患因素

(1)消化系统的特点:婴幼儿消化系统的发育尚未成熟,胃酸和消化酶分泌少,酶活性偏低,不能适应食物量和质的较大变化,而婴幼儿生长发育快,所需营养物质相对较多,胃肠道负担重。

(2)机体防御功能差:婴幼儿血清免疫球蛋白和胃肠道分泌型 IgA(sIgA)均较

低;胃酸偏低,对进入胃内的细菌杀灭能力较弱。

(3)肠道菌群失调:正常的肠道菌群对入侵的致病微生物有拮抗作用,当改变饮食使肠道内环境发生改变或滥用广谱抗生素时,均可使肠道的正常菌群平衡失调,导致肠道感染。

(4)人工喂养:牛乳中缺乏 sIgA、乳铁蛋白等多种抗肠道感染的免疫活性物质,且人工喂养的食物和食具易受污染,故人工喂养儿患肠道感染的发生率明显高于母乳喂养儿。

2.感染因素

(1)肠道内感染:可由病毒、细菌、真菌或寄生虫等引起,以前两者多见。

1)病毒:主要是轮状病毒,常引起秋冬季流行性腹泻。其次是星状病毒、诺沃克病毒、埃可病毒、柯萨奇病毒、腺病毒、环曲病毒等。

2)细菌:主要是致腹泻大肠杆菌(即致病性、侵袭性、产毒性、出血性、黏附-集聚性大肠杆菌)。其次是空肠弯曲菌、耶尔森菌、沙门菌、难辨梭状芽孢杆菌等。长期大量使用广谱抗生素引起肠道菌群失调可诱发金黄色葡萄球菌、铜绿假单胞菌等感染。

3)真菌:长期应用广谱抗生素和肾上腺糖皮质激素,使机体免疫功能低下,易发生真菌性肠炎。常见的有念珠菌、曲菌、毛真菌,婴儿以白色念珠菌多见。

4)寄生虫:常见为蓝氏贾第鞭毛虫、阿米巴原虫和隐孢子虫等。

(2)肠道外感染:患中耳炎、上感、肺炎、肾盂肾炎、皮肤感染及急性传染病时可伴发腹泻。其发生原因为肠道外感染的病原同时感染肠道(主要是病毒),或发热及病原体的毒素作用、抗生素治疗使消化液分泌减少,消化功能紊乱并发腹泻。

3.非感染因素

(1)饮食因素:①喂养不当:是引起轻型腹泻的常见原因,多见于人工喂养儿。喂养过多、过少、不定时、成分不适宜(过早添加淀粉或脂肪类食物)、突然改变食物品种等而引起腹泻。②过敏性腹泻:如对牛奶或大豆等食物过敏而引起腹泻。③原发性或继发性双糖酶(主要为乳糖酶)缺乏或活性降低,肠道对糖的消化吸收不良,乳糖积滞而引起腹泻。

(2)气候因素:气候突变,腹部受凉使肠蠕动增强;天气过热使消化液分泌减少,口渴又使小儿饮水、哺乳增多,稀释消化液并增加消化道负担而致腹泻。

(二)发病机制

1.非感染性腹泻

主要因喂养不当(进食过多或成分不合理)所致的消化功能紊乱引起。当食物消化吸收发生障碍时,食物积滞于小肠上部,使肠内酸度减低,肠道下部细菌上移和繁殖,食物产生发酵和腐败,即所谓的内源性感染。食物酵解产生的短链有机酸使肠内渗透压增高,腐败性毒性产物(如胺类等)刺激肠壁,使肠蠕动增加,引起腹泻。

2.感染性腹泻

(1)细菌性肠炎:细菌随污染的食物或水进入消化道,当机体防御功能下降时,侵入的细菌可产生肠毒素及细菌侵袭肠黏膜的作用。如产毒性细菌能分泌耐热或不耐热肠毒素,分别与小肠黏膜上皮细胞膜上的受体结合,不耐热肠毒素激活腺苷酸环化酶,使 ATP 转变为 cAMP(环磷酸腺苷),耐热肠毒素激活鸟苷酸环化酶,使 GTP 转变为 cGMP(环磷酸鸟苷),二者都引起肠腺分泌 Cl^- 增多,并抑制肠道 Na^+、Cl^- 和水的再吸收而导致分泌性腹泻。侵袭性细菌(大肠杆菌、耶尔森菌、金黄色葡萄球菌等)可侵入肠黏膜组织,引起充血、水肿、渗出、炎性细胞浸润和溃疡等病变。

(2)病毒性肠炎:病毒先侵犯小肠黏膜上皮细胞,使细胞产生空泡变性、坏死、脱落。肠绒毛肿胀,变短和不规则。消化吸收功能减弱,水和电解质吸收减少。同时有病变的肠黏膜细胞发生双糖酶分泌不足且活性降低,使食物中糖类消化不全,乳酸吸收不良,增加肠内渗透压,更加重了腹泻。

二、临床表现

(一)急性腹泻

1.腹泻的共同临床表现

(1)轻型:多为非感染因素(饮食、气候)或肠外感染所致。主要是胃肠道症状,大便次数增多,但每次大便量不多,稀薄或带水,呈黄色或绿色,有酸味,常见白色或黄白色奶瓣和泡沫。食欲减退,偶有溢乳或呕吐。无脱水及全身中毒症状,体温大多正常,偶有低热。如治疗及时,多在数日内痊愈。若处理不当可转为重型。

(2)重型:多由肠内感染所致,常急性起病。除有较重的胃肠道症状外,还有明显水、电解质和酸碱平衡紊乱及全身中毒症状。

1)胃肠道症状重:腹泻频繁,每日多在 10 次以上,多者可达数十次。每次大便量多,水样或蛋花汤样,可带黏液,少数患儿可有少量血便。常有呕吐,呕出食物残渣或黄绿色液体,严重者可吐出咖啡色样液体。多有食欲减退、拒食、腹胀。由于频繁大便刺激,肛周皮肤可发红或糜烂。

2)全身中毒症状较明显：常有发热,体温可高达 39℃以上。可伴烦躁不安或精神萎靡、嗜睡、昏迷或惊厥。

3)水、电解质和酸碱平衡紊乱:具体如下。

脱水:由于腹泻、呕吐等丢失体液和摄入量减少,使体液总量尤其是细胞外液量减少所致。临床根据丢失体液的多少可把脱水分为轻度、中度、重度脱水。

临床上根据水与电解质丢失的比例不同,将脱水分为等渗性、低渗性和高渗性脱水。

代谢性酸中毒:由于氢离子增加或碳酸氢根离子丢失所致。急性重型腹泻都有不同程度代谢性酸中毒,往往脱水越重,代谢性酸中毒也越严重。①病因:因腹泻从大便中丢失大量碱性物质;进食少和肠吸收不良,体内脂肪分解增加,酮体生成增多;脱水时血液浓缩,循环不良,组织缺氧,乳酸产生增多;脱水时血容量减少,肾血流量减少,尿量减少,酸性代谢产物从尿中排出减少。②临床表现:根据血 CO_2 结合力测定分为轻度、中度及重度酸中毒。

新生儿及小婴儿呼吸代偿功能较差,代谢性酸中毒时呼吸深快改变不明显,往往仅有精神萎靡、拒食和面色苍白等。应注意年龄特点。

低钾血症:血清钾低于 3.5mmol/L 称为低钾血症。①病因:因腹泻、呕吐丢失钾过多;进食少,钾摄入量不足;肾脏保钾功能差,在低钾时,只要有尿,仍有一定量的钾排出。小儿腹泻时常有体内缺钾,但在脱水未纠正前,由于血液浓缩,酸中毒时钾向细胞外转移,尿少使钾排出量减少等原因,虽然体内钾总量减少,但血清钾多数正常。随着输液纠正脱水过程中血钾被稀释,输入的葡萄糖合成糖原,一部分钾又被固定在细胞内;酸中毒纠正后钾向细胞内转移;尿量增加使钾的排出增多。故常在脱水、酸中毒纠正后,血钾降低而出现低钾症状。②临床表现:神经肌肉兴奋性减低的表现如精神萎靡,四肢无力,肌张力低下,腱反射消失,严重者表现为瘫痪;胃肠道的表现如腹胀,肠鸣音减弱,严重肠麻痹可致肠梗阻;心肌兴奋性降低的表现如心率增快、心音低钝、心律不齐,严重者心脏扩大、心力衰竭;心电图改变:T波低平,ST 段下移,Q-T 间期延长,出现 U 波。

低钙血症:腹泻患儿进食少,吸收不良,从大便中丢失钙,可使体内钙减少,但一般多不严重。多见于佝偻病、营养不良、迁延性及慢性腹泻患儿,在酸中毒被纠正后,血清钙下降而出现手足搐搦或惊厥等低钙的表现。

低镁血症:指血清镁低于 0.75mmol/L。极少数慢性腹泻合并营养不良患儿,其脱水酸中毒、低钾血症、低钙血症被纠正后或低钙血症同时出现低镁血症。表现为烦躁、震颤、惊厥。

2.几种常见类型肠炎的临床特点

(1)轮状病毒肠炎:轮状病毒是秋冬季小儿腹泻最常见病原,轮状病毒肠炎又称秋季腹泻。呈散发或小流行。本病多见于6～24个月的婴幼儿,潜伏期24～72h。起病急,常伴有发热,少数体温可达39℃以上,出现流涕、咽部充血等上呼吸道感染征象。患儿病初即发生呕吐,且常先吐后泻。腹泻呈水样便,量多、次数多,可带少量黏液,无腥臭味,常并发脱水、酸中毒及电解质紊乱。大便镜检偶有少量白细胞。本病为自限性疾病,自然病程3～8d,不喂乳类的患儿恢复更快。有免疫缺陷的患儿病程可延长,营养不良小儿感染轮状病毒时病情特别严重。感染后1～3d大便中即有大量病毒排出,最长可达6d。血清抗体一般在感染后3周上升。

(2)致病性大肠杆菌肠炎:多发生在高温季节,以5～8月为多,潜伏期一般为1～2d,起病较缓,大便次数增多,量中等,呈黄绿色蛋花汤样,有腥臭味和较多黏液,镜检有少量白细胞。常伴呕吐,严重者可伴发热,出现水和电解质紊乱。病程1～2周。

(3)产毒性大肠杆菌肠炎:潜伏期一般为1～2d,起病多较急,病情轻重不一。轻症大便稍增多,重症腹泻频繁,大便量多,呈蛋花样或水样,混有黏液,镜检未见白细胞。多有呕吐,可发生脱水、电解质紊乱和酸中毒。病程一般为5～10d。

(4)侵袭性细菌性肠炎:包括侵袭性大肠杆菌肠炎、耶尔森菌小肠结肠炎、空肠弯曲杆菌肠炎和鼠伤寒沙门菌小肠结肠炎等。病原菌不同,流行病学特点也不同,例如侵袭性大肠杆菌肠炎、空肠弯曲菌肠炎和鼠伤寒沙门菌小肠结肠炎多发生在夏季而耶尔森菌小肠炎多发生在秋冬季;潜伏期长短不一,侵袭性大肠杆菌肠炎(13～18h)和鼠伤寒沙门菌小肠结肠炎(8～48h)潜伏期较短,而空肠弯曲杆菌肠炎(2～7d)和耶尔森菌小肠炎(1～3周)潜伏期较长。然而,因其相似的发病机制,临床征象却都与细菌性痢疾相似。起病急,高热甚至可以发生高热惊厥。腹泻频繁,大便呈黏液状,带脓血,有腥臭味,常伴恶心、呕吐、腹痛和里急后重,可出现严重的中毒症状如高热、意识改变,甚至感染性休克。大便镜检有大量白细胞及数量不等的红细胞。单从临床表现上难以鉴别,必须依靠大便培养。其中空肠弯曲菌常侵犯空肠和回肠,且有脓血便,腹痛甚剧烈,易误诊为阑尾炎。

(5)抗生素诱发的肠炎:长期应用广谱抗生素使肠道菌群失调,肠道内耐药的金黄色葡萄球菌、铜绿假单胞菌、变形杆菌、某些梭状芽孢杆菌和白色念珠菌等大量繁殖引起肠炎。发病多在持续用药2～3周后,也有短至数日者。体质较弱、严重的原发病、长期应用肾上腺皮质激素、免疫功能低下者更易发病。婴幼儿病情多较重。

1)金黄色葡萄球菌肠炎:原发性者少见,多继发于使用大量抗生素后。由细菌侵袭肠壁和产生毒素所致。主要症状为腹泻,轻者停药后即逐渐恢复,重者腹泻频繁,大便为黄色或黯绿色海水样,黏液较多,可有血便,有腥臭味。可出现脱水、电解质紊乱和酸中毒。中毒症状较重,发热、腹痛、恶心、呕吐、乏力,谵妄甚至休克。大便镜检有大量脓细胞和成簇的革兰阳性球菌,大便培养有金黄色葡萄球菌生长,凝固酶试验阳性。

2)假膜性小肠结肠炎:由难辨梭状芽孢杆菌引起。除万古霉素和胃肠道外用的氨基糖苷类抗生素外,几乎各种抗生素均可诱发本病。症状轻重不等,主要症状为腹泻,大便黄色或黄绿色,水样便,可有假膜(为坏死毒素致肠黏膜坏死所形成的假膜)排出。少数大便带血,伴有腹痛、腹胀、发热、乏力、谵妄等中毒症状,严重者可发生休克。大便镜检有白细胞,有时见红细胞。诊断依赖于检出难辨梭状芽孢杆菌和毒素,单独分离出细菌尚不足以确诊。

3)真菌性肠炎:多为白色念珠菌感染所致,常伴有鹅口疮。大便次数增多,稀黄,泡沫较多,带黏液。有时可见豆腐渣样细块(菌落),偶见血便。大便镜检可见真菌孢子和菌丝。大便真菌培养阳性。

(二)迁延性与慢性腹泻

病因复杂,感染、酶缺陷、免疫缺陷、药物因素、食物过敏、肠道菌群失调、低出生体重儿和先天性畸形等均可引起。以急性感染性腹泻未彻底治疗、迁延不愈最为常见。人工喂养、营养不良婴幼儿患病率高。

患儿多无全身中毒症状,脱水、代谢性酸中毒也不太明显,而以消化功能紊乱和慢性营养紊乱为主要临床特点。临床表现为腹泻迁延不愈,病情反复,腹泻次数和性状不稳定,吐泻频繁时可出现水、电解质紊乱。由于长期消化吸收障碍,营养消耗,多呈慢性营养紊乱,精神萎靡,食欲低下,体重下降,促进或加重营养不良、贫血、多种维生素缺乏,易并发呼吸道、泌尿道等继发感染,形成恶性循环,若不积极正确治疗,病死率较高。

三、实验室检查

1.血常规检查

白细胞及中性粒细胞增多提示细菌感染,正常或降低提示病毒感染,嗜酸性粒细胞增多属寄生虫感染或过敏性病变。

2.大便检查

大便常规无或偶见白细胞者为侵袭性细菌以外病原体感染引起,大便内有较多的白细胞常由于各种侵袭性细菌感染引起。大便培养可检出致病菌。疑为病毒感染者应做病毒学检查,肠道菌群分析、酸度、还原糖试验和培养。真菌性肠炎,大便涂片发现真菌孢子及假菌丝。

3.血液生化检查

血钠测定可提示脱水性质,血钾测定可反映体内缺钾的程度,测定血钙和血镁可了解有否低钙、低镁血症。血气分析、二氧化碳结合力(CO_2CP)测定可了解体内酸碱平衡程度和性质。

4.其他检查

十二指肠液检查,食物过敏原(特异性免疫球蛋白)检查,纤维结肠镜、小肠黏膜活检。

四、诊断和鉴别诊断

根据发病季节,病史(包括流行病学资料和喂养史)、临床表现和大便性状易于做出临床诊断。必须判断有无脱水(程度和性质)、电解质紊乱和酸碱失衡。注意寻找病因,但肠道内感染的病原学诊断比较困难。为了临床诊断和治疗的需要,可先根据大便常规有无白细胞将腹泻分为两组。

1.大便无或偶见少量白细胞

为侵袭性细菌以外的病因(包括喂养不当或病毒,非侵袭性细菌,寄生虫等肠道内、外感染)引起的腹泻,多为水泻,有时伴脱水症状,应与下列疾病鉴别。

(1)"生理性腹泻":多见于6个月以下的婴儿,外观虚胖,常有湿疹,生后不久即出现腹泻,除大便次数增多外,无其他症状,精神、食欲好,不影响生长发育。近年来发现此类腹泻为乳糖不耐受的一种特殊类型,不需特殊治疗,添加辅食后,大便即逐渐恢复正常。

(2)导致小肠消化吸收功能障碍的各种疾病:如乳糖酶缺乏、葡萄糖-半乳糖吸收不良、过敏性腹泻等,可根据各病特点结合实验室检查结果加以鉴别。

2.大便有较多的白细胞

常由各种侵袭性细菌感染所致,表明结肠和回肠末端有侵袭性炎症病变,仅凭临床表现难以区别是何种细菌感染,必要时可进行大便细菌培养,细菌血清型和毒性检测进行判断。同时尚需与下列疾病鉴别。

(1)细菌性痢疾:常有流行病学史,起病急,全身症状重。大便次数多,量少,排脓血便伴里急后重,大便显微镜检查有较多红细胞、脓细胞和吞噬细胞,大便细菌培养有痢疾杆菌生长可确诊。

(2)坏死性肠炎:中毒症状较严重,高热、腹胀、腹痛、频繁呕吐,常伴休克。大便糊状黯红色,逐渐出现典型的赤豆汤样血便。腹部立、卧位X线片呈小肠局限性充气扩张,肠壁积气,肠间隙增宽等。

五、治疗

治疗原则为:调整饮食,加强护理,预防和纠正脱水,合理用药,预防并发症。急性腹泻多注意维持水、电解质平衡及抗感染;迁延性与慢性腹泻则应注意肠道菌群失调及饮食疗法。

(一)急性腹泻

1.饮食疗法

适宜的营养对满足生理需要,促进消化功能恢复,缩短腹泻后的康复时间,减少对生长发育的影响非常重要,故应强调继续饮食。根据疾病的特殊病理生理状况、个体消化吸收功能和平时的饮食习惯进行合理调整。母乳喂养者可继续哺喂,暂停或减少辅食;人工喂养儿6个月以下可减少喂乳量,延长喂奶间隔,可喂以等量米汤或稀释的牛奶或其他代乳品;6个月以上可用已习惯的平常饮食,由少量逐渐增多。对脱水严重、呕吐频繁者,禁食4～6h(不禁水),一旦呕吐好转后应及早恢复喂养,由少到多,由稀到稠。病毒性肠炎多有双糖酶缺乏,可暂停乳类,改喂豆制代乳品、发酵奶或去乳糖配方奶。腹泻停止后逐渐恢复营养丰富的饮食,并每日加餐1次,共2周。

2.加强护理

对感染性腹泻应注意消毒隔离。按时喂水或口服ORS溶液。加强口腔护理。掌握静脉补液的速度。勤换尿布,每次便后冲洗臀部,以预防上行性泌尿道感染和尿布疹。勤翻身,预防压疮和坠积性肺炎。

3.药物治疗

(1)控制感染:水样便腹泻患儿(约占70%)多为病毒及非侵袭性细菌所致,一般不用抗生素,应合理使用液体疗法,选用微生态制剂和黏膜保护剂,病毒感染的患儿可用抗病毒治疗。如伴有明显全身症状不能用脱水解释者,尤其是对重症患儿、新生儿、小婴儿、营养不良及免疫功能低下者可酌情应用抗生素治疗。

黏液、脓血便患儿(约占 30%)多为侵袭性细菌感染,应根据临床特点及针对病原,先根据经验选用抗生素,再根据大便细菌培养和药敏试验结果进行调整。大肠杆菌引起的肠炎可使用复方新诺明、氨苄西林、阿米卡星、头孢噻肟或头孢三嗪等,金黄色葡萄球菌肠炎应立即停用原使用的抗生素,根据症状可选用苯甲异噁唑青霉素、乙氧萘青霉素或新青霉素、万古霉素、利福平等,对真菌性肠炎用抗真菌药物治疗。

(2)肠道微生态疗法:有助于恢复肠道正常菌群的生态平衡,抑制病原菌定植和侵袭,控制腹泻。常用双歧杆菌、嗜酸乳杆菌、粪链球菌等制剂。

(3)肠黏膜保护剂:能与肠道黏液糖蛋白相互作用,增强其屏障功能,阻止病原微生物的攻击,吸附病原体和毒素,维持肠细胞的吸收和分泌功能,如蒙脱石粉。

(4)避免用止泻剂:因为止泻剂有抑制胃肠动力的作用,增加细菌繁殖和毒素的吸收,对于感染性腹泻有时是很危险的。

(5)补锌治疗:对于急性腹泻患儿,补锌可以缩短病程。6 个月以上患儿应每日给予元素锌 20mg,6 个月以下婴儿每日元素锌 10mg,疗程 10~14d。

(二)迁延性与慢性腹泻

采取综合治疗措施,积极寻找病因并针对病因进行治疗,切忌滥用抗生素,避免顽固的肠道菌群失调。预防和治疗脱水,纠正电解质及酸碱平衡紊乱。继续喂养,避免长时间禁食。

1.注意饮食,改善营养

(1)调整饮食:应继续母乳喂养。人工喂养儿应调整饮食,保证足够热能。

(2)去乳糖饮食:对双糖不耐受患儿,大多为乳糖不耐受者,宜采用豆浆或去乳糖配方奶粉等。

(3)如果在应用无双糖饮食后腹泻仍不改善时,应考虑食物过敏的可能性,应改用其他饮食或水解蛋白配方饮食。

(4)要素饮食:系由氨基酸、葡萄糖、中链甘油三酯、多种维生素和微量元素组合而成。是肠黏膜受损伤患儿最理想的食物,其浓度和量根据患儿临床状态而定。

2.静脉营养

对不能耐受口服营养物质的少数患儿,可采用静脉营养,保证营养物质的供给。推荐方案为:脂肪乳剂每日 2~3g/kg,复方氨基酸每日 2~2.5g/kg,葡萄糖每日 12~15g/kg,电解质及多种微量元素适量,液体每日 120~150mL/kg,热能每日 50~90kcal/kg。待肠道功能恢复后改为口服。

3.药物治疗

(1)抗生素:对分离出特异病原的感染性患儿,根据药物敏感试验选用抗生素。

(2)微量元素和维生素:补充锌、铁、烟酸、维生素 A、维生素 B_{12}、维生素 B_1、维生素 C 和叶酸等,有助于肠黏膜的修复。

(3)微生态调节剂和肠黏膜保护剂。

(4)助消化药物。

4.中医辨证论治

有良好疗效,并可配合中药、推拿、捏脊、针灸和磁疗等。

六、预防

(1)合理喂养,提倡母乳喂养,采用逐步过渡的方式及时添加辅助食品。避免在夏季断奶。

(2)加强卫生宣教,对水源和食品卫生严格管理。注意气候变化的护理,避免过热或受凉,夏天应多喂水。

(3)培养良好的饮食卫生习惯和个人卫生习惯,小儿饭前便后洗手、勤剪指甲等。注意乳品的保存和食具、便器、玩具和设备的定期消毒。

(4)对于生理性腹泻的婴儿应避免不适当的药物治疗,不要由于婴儿大便次数增多而怀疑其消化能力,不按时添加辅食。

(5)感染性腹泻患儿,尤其是大肠杆菌、轮状病毒肠炎的传染性强,集体机构如有流行,应积极治疗患儿,做好消毒隔离工作,防止交叉感染。

(6)避免长期滥用广谱抗生素。对于因败血症、肺炎等肠道外感染必须使用抗生素治疗(特别是广谱抗生素时)的婴幼儿,即使没有消化道症状,也应加用微生态制剂,防止由于难治性肠道菌群失调所致的腹泻。

(7)轮状病毒疫苗接种为预防轮状病毒肠炎的理想方法。

第三节 胃炎和消化性溃疡

一、胃炎

胃炎是指由多种物理性、化学性或生物性有害因子引起的胃黏膜或胃壁炎性病变。根据病程分为急性胃炎和慢性胃炎,后者发病率高,其中以慢性浅表性胃炎最常见,且多见于 3 岁以后小儿。

(一)病因和发病机制

1.急性胃炎

多为继发性,可由多种病因引起。服用对胃黏膜有损害的药物(如阿司匹林等非甾体抗炎药),误服毒物或腐蚀剂,摄入由细菌及其毒素污染的食物或过热、过冷、粗糙、有刺激性的食物,严重感染、颅脑损伤、休克、呼吸衰竭等急危重症引起的应激反应(又称急性胃黏膜损伤、急性应激性黏膜病变),食物过敏、情绪波动、精神紧张以及各种因素所致的变态反应等,均可引起胃黏膜的急性炎症。

2.慢性胃炎

致病因素的长期反复作用可引起胃黏膜的慢性炎症。以浅表性(非萎缩性)胃炎最常见,占90%~95%,萎缩性胃炎极少。可能的致病因素有如下几种:①幽门螺杆菌(Hp)感染,已证实Hp所致的胃内感染是胃炎的主要病因,尤其是活动性、重症胃炎中Hp的检出率很高。②胆汁反流,反流的胆盐刺激降低了胃黏膜的屏障功能,使胃液中H^+反弥散进入胃黏膜引起炎症。③长期服用刺激性食物、药物或经常暴饮暴食。④其他,如持续的精神紧张、压力过大,一些慢性疾病的影响,以及环境、遗传、营养、免疫等因素均与发病有关。

(二)临床表现

1.急性胃炎

起病急,轻者仅有食欲不振、上腹部不适、腹痛、恶心、呕吐,严重者可出现呕血、黑便、脱水、电解质及酸碱平衡紊乱。有感染者常伴有发热等全身中毒症状。

2.慢性胃炎

主要表现为反复发作、无规律性的腹痛。年长儿多可指出上腹痛,常出现于进食过程中或餐后;幼儿和学龄前儿童多表现为脐周不适或间歇性隐痛,严重者为剧烈绞痛。常伴有食欲不振、恶心、呕吐、腹胀,胃黏膜糜烂出血者可伴有呕血、黑便。病程迁延不愈可影响患儿的营养状况及生长发育。

(三)实验室和其他检查

1.胃镜检查

为最可靠的诊断手段。可直接观察到胃黏膜广泛充血、水肿、糜烂、出血,有时可见黏膜表面的黏液斑或反流的胆汁。可同时取病变部位组织进行Hp和病理性检查。

2.幽门螺杆菌检测

分为侵入性和非侵入性两类。侵入性即通过胃镜检查取黏膜活组织进行检测,包括:①胃黏膜组织切片Hp培养,是最准确的诊断方法。②尿素酶试验,快速、简单,特异性和敏感性高。③胃黏膜组织学检查。非侵入性检测包括:①检测血清抗 Hp-IgG 抗体。②^{13}C 尿素呼吸试验,特异性和敏感性达 90% 以上。③粪便 Hp 抗原检测。

(四)诊断和鉴别诊断

根据病史、临床表现、胃镜和胃黏膜活组织病理学检查等多可确诊。引起儿童腹痛的病因很多,胃炎患儿急性发作的腹痛应与肝、胆、胰、肠等腹内脏器的疾病、外科急腹症及腹型过敏性紫癜相鉴别。慢性反复发作的腹痛需与肠痉挛、功能性腹痛等疾病鉴别。

1.肠痉挛

多见于婴儿,可出现反复发作的阵发性腹痛,腹部无异常体征,主要表现为哭吵不安、难以安抚,可伴有呕吐、翻滚、双下肢蜷曲等症状,往往于排气、排便后缓解。

2.心理因素所致功能性腹痛(再发性腹痛)

是一种常见的儿童期心身疾病。原因不明,与情绪改变、生活事件、家庭成员过度焦虑等有关。表现为弥漫性、发作性腹痛,持续数十分钟或数小时而自行缓解,可伴有恶心、呕吐等症状。临床和辅助检查往往无阳性发现。

(五)治疗

1.急性胃炎

去除病因,积极治疗原发病。避免服用一切刺激性食物和药物,及时纠正水、电解质紊乱。给予 H_2 受体拮抗剂和胃黏膜保护剂。疼痛发作时可用阿托品、颠茄合剂或溴丙胺太林等止痛。有上消化道出血者应卧床休息,监测生命体征及呕吐、便血等情况,并给予止血、保护胃黏膜等治疗。有细菌感染者应用有效抗生素。

2.慢性胃炎

(1)去除病因:积极治疗原发病。

(2)饮食治疗:培养良好的生活规律和饮食习惯,饮食定时定量,避免服用刺激性食物和对胃黏膜有损害的药物。

(3)药物治疗:①黏膜保护剂:如碱式碳酸铋、硫糖铝、蒙脱石粉剂等。②H_2 受体拮抗剂:如西咪替丁、雷尼替丁、法莫替丁等。③胃肠动力药:腹胀、呕吐或胆汁反流明显者可加用多潘立酮(吗丁啉)、西沙必利、莫沙比利等。④有 Hp 感染者应进行规范的抗 Hp 治疗(见消化性溃疡的治疗)。药物治疗时间视具体病情而定。

二、消化性溃疡

消化性溃疡是指发生在胃和十二指肠的慢性溃疡,即胃溃疡和十二指肠溃疡。以学龄期儿童多见。婴幼儿多为急性、继发性溃疡,常有明确的原发疾病,胃溃疡和十二指肠溃疡发病率相近。年长儿多为慢性、原发性溃疡,以十二指肠溃疡多见,男孩多于女孩,可有明显的家族史。

(一)病因和发病机制

原发性消化性溃疡的病因和发病机制至今尚未完全阐明,目前认为是由于对胃和十二指肠黏膜有损害作用的侵袭因子(如胃酸、胃蛋白酶、胆盐、药物、微生物及其他有害物质等)与黏膜自身的防御因素(黏膜屏障、黏膜血流量、细胞更新等)之间失去平衡的结果。一般认为,胃溃疡主要与组织防御能力减弱有关,十二指肠溃疡则与胃酸分泌增高关系密切。

1.胃酸和胃蛋白酶的侵袭力

胃液中过多的胃酸和胃蛋白酶破坏黏膜屏障,侵蚀消化黏膜而产生溃疡。因胃酸分泌随年龄而增加,故年长儿原发性消化性溃疡的发病率较婴幼儿高。胃酸和胃蛋白酶是形成溃疡的主要原因。

2.胃和十二指肠黏膜的防御功能

胃黏膜表面的黏液层、胃上皮细胞分泌的重碳酸盐、黏膜丰富的血流和上皮细胞的再生等,既能保持人体良好的消化功能,又能保护胃、十二指肠黏膜免受损害。暴饮暴食或不规则进食,可破坏胃液分泌的节律性;某些食物或对胃有刺激性的药物、肾上腺皮质激素或糖皮质激素等可对胃黏膜造成理化性损害;胃排空延缓和胆汁反流使胃黏膜更易受胃酸和胃蛋白酶的侵蚀,故一旦保护作用削弱,则可发生消化性溃疡。

3.Hp感染

有调查表明,80%以上的十二指肠溃疡和50%以上的胃溃疡存在Hp感染,检出率达52.6%～62.9%,而Hp被根除后溃疡的复发率即下降,提示Hp在溃疡的发病中起重要作用。

4.遗传因素

消化性溃疡属常染色体显性遗传病,20%～60%患儿有家族史。O型血的人十二指肠溃疡的发病率高于其他血型,单卵双胎发生溃疡的一致性较高,2/3的十二指肠溃疡患者家族成员血清胃蛋白酶原升高,均提示溃疡有遗传因素参与。

5.其他

意外事故、精神创伤、情绪高度紧张、外伤、手术等因素均可影响胃液的分泌，引发应激性溃疡，或促发消化性溃疡急性穿孔。

继发性溃疡是由于全身危重疾病（如严重感染、休克、颅内损伤、严重烧伤、呼吸衰竭等）的应激反应引起的胃、十二指肠黏膜的局部损害。

（二）病理

胃溃疡多发生于胃小弯、胃窦部，少数可发生在胃体、幽门管内。十二指肠溃疡好发于球部，偶发于球后部（称为球后溃疡）。溃疡多为单发，少数可有 2～3 个溃疡并存。胃和十二指肠均有溃疡者称为复合溃疡。胃镜下典型的溃疡呈圆形或卵圆形，大小不等，深浅不一，周围黏膜充血、水肿，底部呈灰白色。较深的溃疡可达浆膜层，溃破血管时引起出血，穿破浆膜层时引起穿孔。

（三）临床表现

年龄越小，症状越不典型。不同年龄患儿因病变类型、好发部位和演变过程不同，各有不同的临床特点。

1.新生儿和小婴儿

继发性溃疡多见，新生儿期常继发于早产、窒息、败血症、低血糖、呼吸窘迫综合征和中枢神经系统疾病等，也可于生后 2～3d 因胃酸较高而发生原发性溃疡。急性起病，表现为哭闹、拒食、呕血、黑便、生长发育迟缓等，部分患儿可因消化道出血和穿孔就诊。新生儿期和婴儿期的原发性溃疡均以胃溃疡多见。

2.幼儿

胃和十二指肠溃疡的发病率相等。主要表现为反复无规律的脐周及上腹部疼痛，夜间及清晨痛醒。患儿食欲差，进食后呕吐，与十二指肠水肿、痉挛出现梗阻有关。可发生呕血、黑便，常伴有消瘦及生长发育迟缓。

3.学龄前及学龄儿

随着年龄的增长，溃疡的临床表现逐渐接近成人，以原发性十二指肠溃疡多见，男孩多于女孩。主要表现为反复发作脐周及上腹部节律性胀痛、烧灼感，饥饿时或夜间多发，可持续数分钟至数小时。严重者可出现呕血、便血、贫血甚至穿孔，穿孔时疼痛剧烈并放射至背部或左右上腹部。部分病例平可无腹痛，而仅表现为粪便潜血试验阳性及贫血。

（四）并发症

出血、穿孔和幽门梗阻是本病常见的并发症，并常伴发缺铁性贫血。消化道出血常常是儿童消化性溃疡的首发症状，大量出血可致失血性休克；溃疡穿孔可并发腹膜炎、胰腺炎等;如炎症和水肿广泛,可出现急慢性梗阻,引起进食后呕吐。

(五)实验室和其他检查

1.上消化道内镜检查

因检查准确率高,可作为诊断消化性溃疡的首选方法。不仅能确认溃疡有无,了解溃疡大小、溃疡周围炎症的轻重、溃疡表面有无血管暴露,而且可采取黏膜标本做病理组织学和细菌学检查,还可在内镜下进行止血治疗,控制活动性出血。

2.胃肠 X 线钡餐造影

因敏感性和特异性较差,仅适用于对内镜检查有禁忌者。直接征象发现胃和十二指肠壁龛影可确诊;间接征象显示溃疡对侧出现切迹,十二指肠球部痉挛、畸形对本病有诊断参考价值。

(六)诊断和鉴别诊断

儿童消化性溃疡的症状和体征不典型,常易误诊和漏诊,故对出现以下症状的患儿,均应及时进行上消化道内镜检查以明确诊断:原因不明的呕血、便血;反复胃肠不适,且有溃疡尤其是十二指肠溃疡家族史者;与饮食有关的呕吐;与进食或饥饿有关的反复发作性上腹部疼痛、剑突下疼痛、烧灼感;粪便潜血试验阳性的贫血患儿等。注意以下症状的鉴别。

1.腹痛

应与外科急腹症及肠痉挛、肠寄生虫病、胆道结石、腹内脏器感染及腹型过敏性紫癜等疾病鉴别。

2.呕血

新生儿和小婴儿呕血应与新生儿自然出血症(维生素 K 缺乏症)、食管裂孔疝等鉴别;年长儿需与肝硬化致食管静脉曲张破裂出血及全身出血性疾病鉴别。

3.便血

消化性溃疡出血多为柏油样便,鲜红色便仅见于大量出血者。应与肠套叠、梅克尔憩室、肠息肉、腹型过敏性紫癜及血液病所致出血鉴别。

(七)治疗

目的是缓解和消除症状,促进溃疡愈合,防止溃疡复发,预防并发症。

1.一般治疗

培养良好的生活和饮食习惯,进食定时定量、易消化,避免过硬、过冷、过酸、辛辣和粗糙食物。尽量少用或避免服用对胃有刺激性的药物,如非甾体抗炎药(NSAID)、红霉素、阿司匹林和肾上腺糖皮质激素等。避免精神过度紧张和疲劳,适当休息。急性出血者需卧床休息,给予局部止血(如喷药,胃镜下硬化、电凝治疗)及全身止血治疗,同时密切监测生命体征包括血压、心率及末梢循环等。需禁食者注意保证热量及水的供给,失血严重者应及时输血,保证血容量充足。

2.药物治疗

原则是抑制胃酸分泌和中和胃酸,强化黏膜防御能力,抗 Hp 治疗等。

(1)抑制胃酸分泌:抑制和中和胃酸是消除侵袭因素的主要途径。①H_2受体拮抗剂(H2RI):可直接阻止组胺和壁细胞上 H_2 受体的结合,抑制胃酸分泌,促进溃疡愈合,常作为抗 Hp 治疗中的抗分泌药物。常用:西咪替丁 $10\sim15mg/(kg \cdot d)$,分 4 次于饭前 $10\sim30min$ 口服,或每日 $1\sim2$ 次静脉滴注,疗程 $4\sim8$ 周;雷尼替丁 $3\sim5mg/(kg \cdot d)$,分 2 次或睡前 1 次口服,或每日 $2\sim3$ 次静脉滴注,疗程 $4\sim8$ 周;法莫替丁 $0.9mg/(kg \cdot d)$,睡前 1 次口服,或每日 1 次静脉滴注,疗程 $2\sim4$ 周。②质子泵抑制剂(PPI):通过降低壁细胞中的 H^+-K^+-ATP 酶活性,阻抑 H^+ 从细胞质内转移到胃腔而抑制胃酸分泌,也具有抑制 Hp 生长的作用,因此常作为抗 Hp 治疗的主要成分。常用奥美拉唑 $0.6\sim0.8mg/(kg \cdot d)$,清晨顿服,疗程 $2\sim4$ 周。③中和胃酸的抗酸剂:可以缓解症状和促进溃疡愈合,减少复发。常用碳酸钙、氢氧化铝、氢氧化镁等,每次饭后 $1h$ 及临睡前嚼碎后服用。

(2)胃黏膜保护剂:①硫糖铝:在酸性胃液中与蛋白形成大分子复合物,覆盖于溃疡表面,促进溃疡愈合。常用剂量为 $10\sim25mg/(kg \cdot d)$,分 4 次口服,疗程 $4\sim8$ 周。②枸橼酸铋钾:在酸性胃液中与溃疡面的蛋白质结合,隔离溃疡,保护黏膜,同时具有促进前列腺素分泌及抗 Hp 作用,因此常作为抗 Hp 治疗中的黏膜保护药物。剂量为 $6\sim8mg/(kg \cdot d)$,分 3 次口服,疗程 $4\sim6$ 周。长期大剂量应用时需警惕其对神经系统和肾功能的损害。③双八面体蒙脱石粉、麦滋林-S 颗粒剂:具有保护胃黏膜、促进溃疡愈合的作用。麦滋林-S 颗粒剂每次 $30\sim40mg$,每日 3 次,口服。

(3)抗 Hp 治疗:有 Hp 感染的消化性溃疡,需进行抗 Hp 治疗。临床常用:羟氨苄青霉素(阿莫西林)$50mg/(kg \cdot d)$,甲硝唑 $25\sim30mg/(kg \cdot d)$,呋喃唑酮 $5\sim10mg/(kg \cdot d)$,克拉霉素 $15\sim30mg/(kg \cdot d)$,枸橼酸铋钾 $6\sim8mg/(kg \cdot d)$,以上药物均每日 3 次口服;奥美拉唑 $0.6\sim0.8mg/(kg \cdot d)$,清晨顿服。

目前多主张联合用药以达到根治目的,以下方案可供参考:①以 PPI 为中心药物的"三联"方案:PPI+上述抗生素中的 2 种,持续 $1\sim2$ 周。②以铋剂为中心药物的"三联"或"四联"治疗方案:枸橼酸铋钾 $4\sim6$ 周+2 种抗生素(阿莫西林 4 周、克拉霉素 2 周、甲硝唑 2 周、呋喃唑酮 2 周),或枸橼酸铋钾 $4\sim6$ 周+H_2RI $4\sim8$ 周+

2 种抗生素 2 周。

(4)对症治疗:腹胀、呕吐或有胆汁反流者可加用多潘立酮(吗丁啉)每次 0.3～0.5mg,每日 3 次;西沙比利每次 0.1～0.2mg,每日 3 次。腹痛剧烈时,可服用抗胆碱能药物如溴丙胺太林(普鲁本辛),1～2mg/(kg·d),分 3 次口服。多潘立酮系胃动力药物,而溴丙胺太林有减慢胃排空作用,故二者忌同时服用。

3.手术治疗

消化性溃疡一般无须手术治疗,但如合并穿孔,出现难以控制的大出血(失血量大,48h 内失血量超过血容量的 30%),合并瘢痕性幽门梗阻经内科积极保守治疗 72h 仍无缓解者及存在慢性难治性疼痛者,可考虑手术治疗。

第五章 泌尿系统疾病

第一节 急性肾小球肾炎

急性肾小球肾炎（AGN）简称急性肾炎，是儿科常见的免疫反应性肾小球疾病。临床表现为急性起病，多有前驱感染，是以血尿为主，伴不同程度蛋白尿，可有水肿、高血压，或肾功能不全等特点的肾小球疾患。本病多见于感染之后，尤其是在溶血性链球菌感染之后，故又称为急性链球菌感染后肾炎。

本病是小儿时期常见的一种肾脏疾病，多发生于 3～12 岁儿童。发病前多有前驱感染史，发病后病情轻重悬殊，轻者除实验室检查异常外，临床无明显症状；重者可出现并发症（急性循环充血、高血压脑病及急性肾衰竭）。

一、病因和发病机制

本病绝大多数为 A 组 β 溶血性链球菌急性感染后引起的免疫复合物性肾小球肾炎。溶血性链球菌感染后，肾炎的发生率一般在 20％ 以内。我国各地区均以上呼吸道感染或扁桃体炎最常见，约占 51％；脓皮病或皮肤感染次之，约占 25.8％。除 A 组 β 溶血性链球菌之外，其他细菌，如草绿色链球菌、金黄色葡萄球菌、肺炎球菌、伤寒杆菌、流感嗜血杆菌等，病毒，如柯萨奇病毒 B4 型、麻疹病毒、腮腺炎病毒、ECHO 病毒、乙型肝炎病毒、巨细胞病毒、EB 病毒、流感病毒等，还有疟原虫、肺炎支原体、白色念珠菌、钩虫、弓形虫、血吸虫、丝虫、梅毒螺旋体、钩端螺旋体等也可导致急性肾炎。

目前认为急性肾炎主要与 A 组溶血性链球菌中的致肾炎菌株感染有关，所有致肾炎菌株均有共同的致肾炎抗原性，包括菌壁上的 M 蛋白内链球菌素和"肾炎菌株协同蛋白"。

本病主要发病机制为抗原抗体免疫复合物引起肾小球毛细血管炎症病变，包括：①循环免疫复合物学说。②原位免疫复合物形成学说。③某些链球菌菌株可通过神经氨酸苷酶的作用，或其产物如某些菌株产生的唾液酸酶，与机体的 IgG 结合，从而改变了 IgG 的化学组成或其免疫原性，产生自家源性免疫复合物。上述链球菌有关抗原诱发的免疫复合物或链球菌的菌体外毒素激活补体系统，在肾小球局部造成免疫病理损伤，引起炎症过程。

二、病理生理

在疾病早期，肾脏病变典型，呈毛细血管内增生性肾小球肾炎改变。

光镜下肾小球表现为程度不等的弥漫性增生性炎症及渗出性病变。肾小球增大、肿胀，内皮细胞和系膜细胞增生，炎性细胞浸润。毛细血管腔狭窄，甚或闭锁、塌陷。肾小球囊内可见红细胞、球囊上皮细胞增生。部分患者可见到新月体。肾小管病变较轻，呈上皮细胞变性，间质水肿及炎症细胞浸润。

电镜检查可见内皮细胞胞质肿胀呈驼峰状，使内皮孔消失。电子致密物在上皮细胞下沉积，呈散在的圆顶状驼峰样分布。基膜有局部裂隙或中断。

免疫荧光检查在急性期可见弥漫一致性纤细或粗颗粒状的 IgG、C_3 和备解素沉积，主要分布于肾小球毛细血管袢和系膜区，也可见到 IgM 和 IgA 沉积。系膜区或肾小球囊腔内可见纤维蛋白原和纤维蛋白沉积。

三、临床表现

急性肾炎临床表现轻重悬殊，轻者全无临床症状，仅发现镜下血尿；重者可呈急进性过程，短期内出现肾功能不全。

1.前驱感染

急性肾炎发病前 1～3 周有上呼吸道或皮肤等前驱感染史，急性期常有全身不适、食欲不振、乏力、发热、头痛、头晕、气急、咳嗽、恶心、呕吐、腹痛及鼻出血等。90％病例有链球菌的前驱感染，以呼吸道及皮肤感染为主。在前驱感染后经 1～3 周无症状的间歇期而急性起病。咽炎引起者，间歇期 6～12d(平均 10d)，皮肤感染引起者，间歇期 14～28d(平均 20d)。

2.典型表现

急性期常有全身不适、乏力、食欲缺乏、发热、头痛、头晕、咳嗽、气急、恶心、呕吐、腹痛及鼻出血等。

(1)水肿:70%的病例有水肿,一般仅累及眼睑及颜面部,重者2~3d遍及全身,呈非凹陷性。

(2)血尿:50%~70%患儿有肉眼血尿,酸性尿呈烟灰水样或茶褐色,中性或弱碱性尿呈鲜红色或洗肉水样,持续1~2周即转为镜下血尿。镜下血尿可持续1~3个月,少数可持续半年或更久。肉眼血尿严重者可伴有排尿困难。

(3)高血压:30%~80%病例有血压增高,一般呈轻中度增高,为120~150/80~110mmHg,1~2周后随尿量增加血压恢复正常。

(4)蛋白尿:程度不等,有20%可达肾病水平。

(5)尿量减少:肉眼血尿严重者可伴有尿量减少。

3.严重表现

少数患儿在疾病早期(2周之内)可出现下列严重症状。

(1)严重循环充血:常发生在起病1周内,由于水、钠潴留,血浆容量增加而出现循环充血。当肾炎患儿出现呼吸急促和肺部湿啰音时,应警惕循环充血的可能性,严重者可出现呼吸困难、端坐呼吸、颈静脉怒张、频繁咳嗽、咳粉红色泡沫痰、两肺满布湿啰音、心脏扩大甚至出现奔马律、肝大压痛、水肿加剧。少数可突然发生,病情急剧恶化。

(2)高血压脑病:由于脑血管痉挛,导致缺血、缺氧、血管渗透性增高而发生脑水肿。也有人认为是脑血管扩张所致。常发生在疾病早期,血压突然上升之后,血压可高达150~160/100~110mmHg以上,年长儿可诉剧烈头痛、呕吐、复视或一过性失明,严重者可突然出现惊厥、昏迷。

(3)急性肾功能不全:常发生于疾病初期,出现尿少、尿闭等症状,引起暂时性氮质血症、电解质紊乱和代谢性酸中毒,一般持续3~5d,不超过10d。

4.非典型表现

(1)无症状性急性肾炎:为亚临床病例,患儿仅有显微镜下血尿或仅有血清C_3降低而无其他临床表现。

(2)肾外症状性急性肾炎:有的患儿水肿、高血压明显,甚至有严重循环充血及高血压脑病,但尿改变轻微或尿常规检查正常,可有链球菌前驱感染和血清C_3水平明显降低。

(3)以肾病综合征为表现的急性肾炎:少数患儿以急性肾炎起病,但水肿和蛋白尿突出,伴低蛋白血症和高胆固醇血症,临床表现似肾病综合征。

四、辅助检查

1.尿液检查

尿液镜检除多少不等的红细胞外,尿蛋白可在(＋)~(＋＋＋)之间,且与血尿的程度相平行,可有透明、颗粒或红细胞管型,疾病早期可见较多的白细胞和上皮细胞,并非感染。

2.血液检查

可有轻度贫血,与血容量增高、血液稀释有关。外周血白细胞一般轻度升高或正常。血沉增快,一般 2~3 个月内恢复正常。

约半数患儿抗链球菌溶血素 O(ASO)升高,通常于链球菌感染 10~14d 开始升高,3~5 周达高峰,3~6 个月恢复正常。80％~90％的患者血清补体 C_3 下降,6~8 周恢复正常。

3.肾功能检查

血尿素氮和肌酐一般正常,明显少尿时可升高。肾小管功能正常。持续少尿无尿者,血肌酐升高,内生肌酐清除率降低,尿浓缩功能也受损。

4.肾活组织病理检查

急性肾炎出现以下情况时考虑肾活检:①持续性肉眼血尿在 3 个月以上者。②持续性蛋白尿和血尿在 6 个月以上者。③发展为肾病综合征者。④肾功能持续减退者。

五、诊断和鉴别诊断

1.诊断

根据以下 3 项即可临床诊断急性肾炎:①有前期链球菌感染史,急性起病。②具备血尿、蛋白尿和管型尿、水肿及高血压等特点。③急性期血清 ASO 滴度升高,C_3 浓度降低。肾穿刺活检只在考虑有急进性肾炎或临床、化验不典型或病情迁延时才进行以确定诊断。

2.鉴别诊断

(1)其他病原体感染的肾小球肾炎:多种病原体可引起急性肾炎,如细菌、病毒、支原体、原虫等,可从原发感染灶及各自临床特点上来区别。如病毒性肾炎,一般前驱期短,为 3~5d,临床症状轻,以血尿为主,无明显水肿及高血压,补体 C_3 不降低，ASO 不升高。

(2)IgA 肾病：以血尿为主要症状，表现为反复发作性肉眼血尿，多在上呼吸道感染后 24～48h 出现血尿，多无水肿、高血压，血补体 C_3 正常。确诊靠肾活检免疫病理诊断。

(3)慢性肾炎急性发作：既往肾炎史不详，无明显前期感染，除有肾炎症状外，常有贫血、肾功能异常、低比重尿，尿改变以蛋白增多为主。

(4)原发性肾病综合征：具有肾病综合征表现的急性肾炎需与原发性肾病综合征鉴别。若患儿呈急性起病，有明确的链球菌感染的证据，血清 C_3 降低，肾活检病理为毛细血管内增生性肾炎者，有助于急性肾炎的诊断。

(5)其他：还应与急进性肾炎或其他系统性疾病引起的肾炎如紫癜性肾炎、狼疮性肾炎、乙肝病毒相关性肾炎等相鉴别。

六、治疗

1.一般治疗

(1)休息：急性期需卧床 2～3 周，直到肉眼血尿消失，水肿减退，血压正常，方可下床轻微活动。血沉正常可上学，但仅限于完成课堂作业。3 个月内应避免重体力活动。尿沉渣细胞绝对计数正常后，方可恢复体力活动。

(2)饮食：以低盐饮食为好［钠摄入量＜1g/d，或＜60mg/(kg・d)］，严重水肿或高血压患者需无盐饮食。水分一般不限，有氮质血症者应限蛋白，可给优质动物蛋白 0.5g/(kg・d)。

(3)抗感染：有感染灶时用青霉素 10～14d。

(4)对症治疗：具体如下。

1)利尿：经控制水、盐入量后仍水肿、少尿者可用氢氯噻嗪 1～2mg/(kg・d)，分 2～3 次口服。无效时需用呋塞米，口服剂量 2～5mg/(kg・d)，注射剂量每次 1～2mg/kg，每日 1～2 次，静脉注射剂量过大时可有一过性耳聋。

2)降血压：凡经休息、控制水盐摄入、利尿而血压仍高者均应给予降压药。

硝苯地平：系钙通道阻滞剂。开始剂量为 0.25mg/(kg・d)，最大剂量 1mg/(kg・d)，分 3 次口服。在成人此药有增加心肌梗死发生率和死亡率的危险，一般不单独使用。

卡托普利：系血管紧张素转换酶抑制剂。初始剂量为 0.3～0.5mg/(kg・d)，最大剂量 5～6mg/(kg・d)，分 3 次口服，与硝苯地平交替使用降压效果更佳。

(5)严重循环充血的治疗:主要包括以下措施。

1)纠正水钠潴留,恢复正常血容量,可使用呋塞米注射。

2)表现有肺水肿者除一般对症治疗外,可加用硝普钠 5～20mg 加入 5% 葡萄糖注射液 100mL 中,以 $1\mu g/(kg \cdot min)$ 速度静脉滴注。用药时严密监测血压,随时调节药液滴速,每分钟不宜超过 $8\mu g/kg$,以防发生低血压。滴注时针筒、输液管等须用黑纸覆盖,以免药物遇光分解,影响疗效。

3)对难治病例可采用连续血液净化治疗或透析治疗。

(6)高血压脑病的治疗:原则为选用降压效力强而迅速的药物,用法同上。首选地西泮,每次0.3mg/kg,总量不大于 10mg,缓慢静脉注射。同时静脉注射呋塞米每次 2mg/kg。通常用药 1～5min 内可使血压明显下降,原有抽搐停止。如在静脉注射苯巴比妥钠后再静脉注射地西泮,应注意发生呼吸抑制的可能。

(7)急性肾衰竭的治疗:治疗原则是去除病因,积极治疗原发病因,减轻症状,改善肾功能,防止并发症的发生。

2.少尿期的治疗

(1)去除病因和治疗原发病:应及时纠正全身循环障碍,包括补液、输注血浆和白蛋白、控制感染;停用影响肾灌注或肾毒性药物,注意调整药物剂量,密切检测尿量和肾功能变化。

(2)饮食和营养:应选用高糖、低蛋白、富含维生素的食物,尽可能供给足够能量。供给热量 201～250J/(kg · d),蛋白质 0.5g/(kg · d),应选用优质动物蛋白,脂肪占总热量的 30%～40%。

(3)控制水和钠的摄入:坚持"量出为入"的原则,严格限制水、钠的摄入,有透析支持则可适当放宽液体入量。每日液体量控制在:尿量＋显性失水(呕吐、大便、引流量)＋不显性失水－内生水。无发热患儿每日不显性失水为 $300mL/m^2$,体温每升高 1℃,不显性失水增加 $75mL/m^2$;内生水在非高分解代谢状态约为 $300mL/m^2$。所用液体均为非电解质液。

(4)纠正代谢性酸中毒:轻中度代谢性酸中毒一般无需处理。当血浆 HCO_3^- < 12mmol/L 或动脉血 pH < 7.2,可补充 5% 碳酸氢钠 5mL/kg,提高 CO_2CP 5mmol/L,纠酸中应防治低钙性抽搐。

(5)纠正电解质紊乱:包括高钾血症、低钠血症、低钙血症和高磷血症的处理。

(6)透析治疗:凡上述保守治疗无效者,均应尽早进行透析。透析指征:①严重水潴留,有肺水肿、脑水肿的倾向。②血钾≥6.5mmol/L 或心电图有高血钾表现。③严重酸中毒,血浆 HCO_3^- < 12mmol/L 或动脉血 pH < 7.2。④严重氮质血症,血

浆尿素氮＞28.6mmol/L,或血浆肌酐＞707.2μmol/L,特别是高分解代谢的患儿。现透析指征有放宽的趋势。

3.利尿期的治疗

利尿期早期,肾小管功能和 GFR 尚未恢复,血肌酐、尿素氮、血钾和酸中毒仍继续升高,伴随着多尿,还可出现低钾血症和低钠血症等电解质紊乱,故应注意监测尿量、电解质和血压变化,及时纠正水、电解质紊乱,当血浆肌酐接近正常水平时,应增加饮食中蛋白质的摄入量。

4.恢复期的治疗

此期肾功能日趋恢复正常,但可遗留营养不良、贫血和免疫力低下,少数患者遗留不可逆性肾功能损害,应注意休息和加强营养,防治感染。

七、预防

平时加强锻炼,增强体质,以提高抗病能力。防治感染是预防急性肾炎的根本。减少呼吸道及皮肤感染,对急性扁桃体炎、猩红热及脓疱疮患儿应尽早、彻底地用青霉素或其他敏感抗生素治疗。另外,感染后 1～3 周应注意反复检查尿常规,及时发现和治疗本病。

第二节　肾病综合征

肾病综合征(NS)简称肾病,是一组由多种病因引起的临床综合征。以大量蛋白尿、低蛋白血症、高脂血症及不同程度的水肿为其主要特征。肾病是一种常见病,多发生于 2～8 岁小儿,其中以 3～5 岁为发病高峰,男多于女。多数患儿经恰当治疗后预后良好,但部分患儿病情反复,病程迁延,预后欠佳。

肾病综合征按病因可分为原发性、继发性和先天性 3 种类型。原发性肾病综合征(PNS)约占儿童时期 NS 总数的 90%。

一、病因和发病机制

目前尚未完全阐明。近年来研究已证实:①肾小球毛细血管壁结构或电荷变化可导致蛋白尿。②非微小病变型常见免疫球蛋白和(或)补体成分肾内沉积,局部免疫病理过程可损伤滤过膜正常屏障作用而发生蛋白尿。③患者外周血淋巴细胞培养上清液经尾静脉注射可致小鼠发生大量蛋白尿和肾病综合征的病理改变，表明 T 淋巴细胞异常参与本病的发病。

肾病综合征的发病具有遗传基础，还有家族性表现，且绝大多数是同胞患病。

二、病理生理

1.蛋白尿

原发性肾损害使肾小球通透性增加引起蛋白尿，而低蛋白血症、高脂血症及水肿是继发的病理生理改变。其中大量蛋白尿是 NS 最主要的病理生理改变，也是导致本病其他三大特点的根本原因。

2.低蛋白血症

低蛋白血症是 NS 病理生理改变的中心环节。血浆蛋白由尿中大量丢失和从肾小球滤出后被肾小管吸收分解是造成肾病综合征低蛋白血症的主要原因。肝脏合成蛋白的速度和蛋白分解代谢率的改变也使血浆蛋白降低。患儿胃肠道也可有少量蛋白丢失。

3.高脂血症

高脂血症是 NS 的实验室特征。患儿血清总胆固醇、甘油三酯、低密度脂蛋白、极低密度脂蛋白增高。其主要机制是低蛋白血症促进肝脏合成脂蛋白增加，其中的大分子脂蛋白难以从肾脏排出而蓄积于体内，导致了高脂血症。血中胆固醇和低密度脂蛋白，尤其 α 脂蛋白持续升高，而高密度脂蛋白却正常或降低，促进了动脉硬化的形成。持续高脂血症，脂质从肾小球滤出，可导致肾小球硬化和肾间质纤维化。

4.水肿

水肿是 NS 的主要临床表现。水肿的发生与下列因素有关：①低蛋白血症使血浆胶体渗透压降低，当血浆白蛋白低于 25g/L 时，液体将在间质区潴留；低于 15g/L 则可有腹水或胸水形成。②血浆胶体渗透压降低使血容量减少，刺激渗透压和容量感受器，促使抗利尿激素和肾素-血管紧张素醛-固酮分泌增加，心钠素减少，使远端肾小管钠、水吸收增加，导致钠、水潴留。③低血容量使交感神经兴奋性增高，近端肾小管 Na^+ 吸收增加。④某些肾内因子改变了肾小管管周体液平衡机制，使近曲小管 Na^+ 吸收增加。

5.其他

(1)患儿体液免疫功能降低与血清 IgG 和补体系统 B、D 因子从尿中大量丢失有关,也与 T 淋巴细胞抑制 B 淋巴细胞 IgG 合成转换有关。

(2)抗凝血酶Ⅲ丢失,而Ⅳ、Ⅴ、Ⅶ因子和纤维蛋白原增多,使患儿处于高凝状态。

(3)由于钙结合蛋白降低,血清结合钙可以降低;当 25-(OH)D_3 结合蛋白同时丢失时,使游离钙也降低。

(4)另一些结合蛋白降低,可使结合型甲状腺素(T_3、T_4)、血清铁、锌和铜等微量元素降低,转铁蛋白减少则可发生低色素小细胞性贫血。

三、临床表现

一般起病隐匿,常无明显诱因。大约 30% 有病毒感染或细菌感染病史,70% 肾病复发与病毒感染有关。

1.单纯型肾病

较多见,约占 68.4%。水肿是最主要的临床表现,开始见于眼睑,以后逐渐遍及全身,呈凹陷性。严重者可有腹水或胸腔积液。常伴有尿量减少,尿色变深,一般无明显血尿。大多数血压正常,约 15% 的患儿可见轻度高血压。

2.肾炎型肾病

约占 31.6%。发病年龄多为 7 岁以上小儿。水肿不如单纯型肾病明显,多伴有血尿、不同程度的高血压和氮质血症。

此外,蛋白质的长期丢失可引起蛋白质营养不良,出现面色苍白、皮肤干燥、精神萎靡、倦怠无力等症状。部分病例晚期可有肾小管功能障碍,出现低血磷性佝偻病、肾性糖尿、氨基酸尿和酸中毒等。

四、并发症

1.感染

感染是 NS 患儿最常见的并发症。常见为呼吸道、皮肤、泌尿道感染和原发性腹膜炎等,尤以上呼吸道感染最多见,占 50% 以上。其中病毒感染常见。细菌感染以肺炎链球菌为主,结核杆菌感染也应引起重视。此外肾病患儿的医院内感染不容忽视,以呼吸道感染和泌尿道感染多见,致病菌以条件致病菌为主。

2.电解质紊乱和低血容量

常见的电解质紊乱有低钠血症、低钾血症、低钙血症。可因不恰当长期禁盐或长期食用不含钠的食盐代用品、过多使用利尿剂以及感染、呕吐、腹泻等因素导致低钠血症。临床表现有厌食、乏力、懒言、嗜睡、血压下降甚至出现休克、抽搐等。另外,由于低蛋白血症,血浆胶体渗透压下降,显著水肿而常有血容量不足,尤其在各种诱因引起低钠血症时易出现低血容量性休克。

3.血栓形成

肾病综合征高凝状态易致各种动、静脉血栓形成,以肾静脉血栓形成常见,表现为突发腰痛、出现血尿或血尿加重,少尿甚至发生肾衰竭。但临床以不同部位血管血栓形成的亚临床型更多见,包括下肢动脉或深静脉血栓、肺栓塞和脑栓塞等。

4.急性肾衰竭

约5%微小病变型肾病可并发急性肾衰竭。

5.肾小管功能障碍

除原有肾小球的基础病可引起肾小管功能损害外,由于大量尿蛋白的重吸收,可导致肾小管(主要是近曲小管)功能损害。可出现肾性糖尿或氨基酸尿,严重者呈范科尼(Fanconi)综合征。

五、辅助检查

1.尿液分析

尿蛋白定性多在(+++),约15%有短暂镜下血尿,大多可见透明管型、颗粒管型和卵圆脂肪小体。24h尿蛋白定量检查超过40mg/(m² · h)或>50mg/(kg · d)为肾病范围的蛋白尿。尿蛋白/尿肌酐(mg/mg)>3.5(正常儿童上限为0.2)。

2.血清蛋白、胆固醇和肾功能测定

血清白蛋白浓度为30g/L(或更少)可诊断为肾病综合征的低白蛋白血症。由于肝脏合成增加,α_2、β 球蛋白浓度增高,IgG降低,IgM、IgE可增加。胆固醇>5.7mmol/L和甘油三酯升高,LDL和VLDL增高,HDL多正常。尿素氮、肌酐在肾炎性肾病综合征可升高,晚期可有肾小管功能损害。

3.血清补体测定

肾炎性肾病综合征患儿补体可下降。

4.经皮肾穿刺组织病理学检查

多数儿童肾病综合征不需要进行诊断性肾活检。肾病综合征肾活检指征:①对糖皮质激素治疗耐药或频繁复发者。②临床或实验室证据支持肾炎性肾病或继发性肾病综合征者。

六、诊断和鉴别诊断

1.诊断

凡具备肾病"三高一低"的四大特点即可诊断肾病综合征,其中大量蛋白尿和低白蛋白血症为必备条件。

2.鉴别诊断

(1)过敏性紫癜性肾炎:患儿除有水肿、血尿、蛋白尿等表现外,还有过敏性皮疹、关节肿痛、腹痛、便血等症状。

(2)急性肾炎:多见于溶血性链球菌感染之后。肾病综合征与急性肾炎均以水肿及尿改变为主要特征,但肾病综合征以大量蛋白尿为主,且伴低白蛋白血症及高脂血症,水肿多为凹陷性。急性肾炎则以血尿为主,水肿多为非凹陷性。

七、治疗

1.一般治疗

(1)休息:除水肿显著或并发感染,或严重高血压外,一般不需卧床休息。病情缓解后逐渐增加活动量。

(2)饮食:显著水肿和严重高血压时应短期限制水、钠摄入,病情缓解后不必继续限盐。活动期患儿供盐 $1\sim2g/d$。蛋白质摄入 $1.5\sim2g/(kg \cdot d)$,以高生物价的动物蛋白(乳、鱼、蛋、禽、牛肉等)为宜。在应用糖皮质激素过程中每日应给予维生素 D 400U 及适量钙剂。

(3)防止感染:应积极预防各种感染。

(4)利尿消肿:对糖皮质激素耐药或未使用糖皮质激素,而水肿较重伴尿少者可配合使用利尿剂,但需密切观察出入量、体重变化及电解质紊乱。

2.糖皮质激素

(1)初治病例诊断确定后应尽早选用泼尼松治疗。

1)短程疗法:泼尼松 $2mg/(kg \cdot d)$(按身高标准体重,以下同),最大量 60mg/d,分次服用,共 4 周。4 周后不管效应如何,均改为泼尼松 1.5mg/kg 隔日晨顿服,共 4 周,全疗程共 8 周,然后骤然停药。短程疗法易于复发,国内少用。

2)中、长程疗法:可用于各种类型的肾病综合征。先以泼尼松 $2mg/(kg \cdot d)$,最大量 60mg/d,分次服用。若 4 周内尿蛋白转阴,则自转阴后至少巩固 2 周方始减量,以后改为隔日 2mg/kg 早餐后顿服,继用 4 周,以后每 2～4 周减总量 2.5～5mg,直至停药,疗程必须达 6 个月(中程疗法)。开始治疗后 4 周尿蛋白未转阴者可继服至尿蛋白转阴后 2 周,一般不超过 8 周。以后再改为隔日 2mg/kg 早餐后顿服,继用 4 周,以后每 2～4 周减量一次,直至停药,疗程 9 个月(长程疗法)。

(2)复发和糖皮质激素依赖性肾病的其他激素治疗。

1)调整糖皮质激素的剂量和疗程:糖皮质激素治疗后或在减量过程中复发者,原则上再次恢复到初始疗效剂量或上一个疗效剂量,或改隔日疗法为每日疗法,或将激素减量的速度放慢,延长疗程。同时注意查找患儿有无感染或影响糖皮质激素疗效的其他因素存在。

2)更换糖皮质激素制剂:对泼尼松疗效较差的病例,可换用其他糖皮质激素制剂,如地塞米松、阿赛松、康宁克通 A 等。

3)甲基泼尼松龙冲击治疗:慎用,宜在肾脏病理基础上,选择适应证。

(3)长期超生理剂量使用糖皮质激素的不良反应。

1)代谢紊乱,可出现明显库欣貌、肌肉萎缩无力、伤口愈合不良、蛋白质营养不良、高血糖、尿糖、水钠潴留、高血压、尿中失钾、高尿钙和骨质疏松。

2)消化性溃疡和精神欣快感、兴奋、失眠甚至呈精神病、癫痫发作等,还可发生白内障、无菌性股骨头坏死、高凝状态、生长停滞等。

3)易发生感染或诱发结核灶的活动。

4)急性肾上腺皮质功能不全,戒断综合征。

3.免疫抑制剂

主要用于肾病综合征频繁复发,糖皮质激素依赖、耐药或出现严重不良反应者。在小剂量糖皮质激素隔日使用的同时可选用下列免疫抑制剂。

(1)环磷酰胺:一般剂量 2.0～2.5mg/(kg・d),分 3 次口服,疗程 8～12 周,总量不超过 200mg/kg;或用环磷酰胺冲击治疗,剂量 10～12mg/(kg・d),加入 5% 葡萄糖生理盐水 100～200mL 内静脉滴注 1～2h,连续 2d 为一疗程。用药日嘱多饮水,每 2 周重复一疗程,累积量＜150～200mg/kg。不良反应:白细胞减少,秃发,肝功能损害,出血性膀胱炎等,少数可发生肺纤维化。注意远期性腺损害。病情需要者可小剂量、短疗程、间断用药,避免青春期前和青春期用药。

(2)其他免疫抑制剂:可根据病例需要选用苯丁酸氮芥、环孢素 A、硫唑嘌呤、霉酚酸酯及雷公藤多苷片等。

4.抗凝及纤溶药物疗法

由于肾病往往存在高凝状态和纤溶障碍,易并发血栓形成,需加用抗凝和溶栓治疗。

(1)肝素钠 1mg/(kg·d),加入 10％葡萄糖注射液 50～100mL 中静脉滴注,每日1次,2～4 周为一疗程。可选用低分子肝素。病情好转后改口服抗凝药维持治疗。

(2)尿激酶:有直接激活纤溶酶溶解血栓的作用。一般剂量 3 万～6 万 U/d,加入 10％葡萄糖注射液 100～200mL 中静脉滴注,1～2 周为一疗程。

(3)口服抗凝药:双嘧达莫 5～10mg/(kg·d),分 3 次饭后服,6 个月为一疗程。

5.免疫调节剂

一般作为糖皮质激素辅助治疗,适用于常伴感染、频繁复发或糖皮质激素依赖者。左旋咪唑 2.5mg/kg,隔日用药,疗程 6 个月。不良反应可有胃肠不适、流感样症状、皮疹、中性粒细胞下降,停药即可恢复。

6.血管紧张素转换酶抑制剂(ACEI)

对改善肾小球局部血流动力学,减少尿蛋白,延缓肾小球硬化有良好作用,尤其适用于伴有高血压的肾病综合征。常用制剂有卡托普利、依那普利、福辛普利等。

八、预防

提高机体免疫力,积极防治感染性疾病。

第三节　泌尿道感染

泌尿道感染(UTI)是指病原体直接侵入尿路,在尿液中生长繁殖,并侵犯尿路黏膜或组织而引起损伤。按病原体侵袭的部位不同,分为肾盂肾炎、膀胱炎、尿道炎。肾盂肾炎又称为上尿路感染,膀胱炎及尿道炎合称为下尿路感染。由于小儿时期感染局限在尿路某一部位者较少,且临床定位较困难,故常不加区别统称为泌尿道感染。可根据有无临床症状,分为症状性泌尿道感染(UTI)和无症状性菌尿。

泌尿道感染是小儿时期常见疾病之一,是继慢性肾炎之后,引起儿童慢性肾功能不全的主要原因之一。据我国 1987 年全国 21 省市儿童尿过筛检查统计,泌尿道感染占儿童泌尿系统疾病的 12.5％。女性发病率普遍高于男性,但新生儿或婴幼儿早期,男性发病率却高于女性。无症状性菌尿是儿童泌尿道感染的一个重要组成部分,见于各年龄、性别的儿童,甚至 3 个月以下的小婴儿,但以学龄期女孩更常见。

一、病因和发病机制

任何致病菌均可引起泌尿道感染,但绝大多数为革兰阴性杆菌,如大肠杆菌、副大肠杆菌、变形杆菌、克雷伯杆菌、铜绿假单胞菌,少数为肠球菌和葡萄球菌。大肠杆菌是泌尿道感染中最常见的致病菌,占 $60\% \sim 80\%$。初次患泌尿道感染的新生儿、所有年龄的女孩和 1 岁以下的男孩,主要的致病菌都是大肠杆菌;而在 1 岁以上男孩主要致病菌多为变形杆菌。对于 $10 \sim 16$ 岁的女孩,白色葡萄球菌也常见;克雷伯杆菌和肠球菌多见于新生儿泌尿道感染。

细菌引起泌尿道感染的发病机制错综复杂,是宿主内在因素与细菌致病性相互作用的结果。

1.感染途径

上行性感染是最主要的感染途径。主要致病菌是大肠杆菌,其次是变形杆菌或其他肠道杆菌。致病菌从尿道口上行并进入膀胱,引起膀胱炎,膀胱内的致病菌再经输尿管移行至肾脏,引起肾盂肾炎。膀胱输尿管反流(VUR)常是细菌上行性感染的直接通道。经血源途径侵袭尿路的致病菌主要是金黄色葡萄球菌。结肠内的细菌和盆腔感染可通过淋巴管感染肾脏,肾脏周围邻近器官和组织的感染也可直接蔓延。

2.宿主内在因素

新生儿和小婴儿抗感染能力差,易患泌尿道感染。尿布、尿道口常受细菌污染,且局部防卫能力差,加上女婴尿道短、直而宽,男婴包皮,故易致上行感染。尿道周围菌种的改变及尿液性状的变化,为致病菌入侵和繁殖创造了条件。细菌黏附于尿路上皮细胞(定植)是其在泌尿道增殖引起泌尿道感染的先决条件。先天性或获得性尿路畸形,会增加尿路感染的危险性。泌尿道感染患者分泌型 IgA 的产生存在缺陷,使尿中分泌型 IgA 浓度减低,增加发生泌尿道感染的机会。糖尿病、高钙血症、高血压、慢性肾脏疾病、镰刀状细胞贫血及长期使用糖皮质激素或免疫抑制剂的患儿,其泌尿道感染的发病率可增高。

3.细菌毒力

宿主无特殊易感染的内在因素(如泌尿系统结构异常),则微生物的毒力是决定细菌能否引起上行性感染的主要因素。

二、临床表现

1.急性泌尿道感染

临床症状随患儿年龄组的不同存在着较大差异。

(1)新生儿:症状极不典型,多以全身症状为主,如发热或体温不升、面色苍白、吃奶差、呕吐、腹泻等。多有生长发育停滞,体重增长缓慢或不增,伴有黄疸者较多见。部分患儿可有嗜睡、烦躁甚至惊厥等神经系统症状。常伴有败血症,但其局部尿路刺激症状多不明显,30%的患儿血和尿培养的致病菌一致。

(2)婴幼儿:临床症状也不典型,仍以全身症状为主。常以发热为突出表现。拒食、呕吐、腹泻等症状也较明显。局部排尿刺激症状可不明显,但细心观察可发现有排尿时哭闹不安,尿布有臭味和顽固性尿布疹等。

(3)年长儿:以发热、寒战、腹痛等全身症状突出,常伴有腰痛和肾区叩击痛,肋脊角压痛等。同时尿路刺激症状明显,患儿可出现尿频、尿急、尿痛、尿液浑浊,偶见肉眼血尿。

2.慢性泌尿道感染

指病程迁延或反复发作伴有贫血、消瘦、生长迟缓、高血压或肾功能不全者。

3.无症状性菌尿

在常规的尿过筛检查中,可以发现健康儿童中存在着有意义的菌尿,但无任何尿路感染症状。这种现象可见于各年龄组,以学龄期女孩常见。常同时伴有尿路畸形和既往有症状的尿路感染史。病原体多为大肠杆菌。

三、辅助检查

1.尿液检查

(1)尿常规检查:如清洁中段尿离心沉渣中白细胞>10个/HP,即可怀疑为泌尿系感染。血尿也很常见。肾盂肾炎患者有中等蛋白尿、白细胞管型及晨尿的比重和渗透压减低。

(2)1h尿白细胞排泄率测定:白细胞数$>30\times10^4$/h为阳性,可怀疑泌尿道感染;$<20\times10^4$/h为阴性,可排除泌尿道感染。

2.尿培养细菌学检查

尿细菌培养及菌落计数是诊断尿路感染的主要依据。①通常认为中段尿培养菌落数$>10^5$/mL 可确诊。$10^4 \sim 10^5$/mL 为可疑，$<10^4$/mL 系污染。但结果分析应结合患儿性别、有无症状、细菌种类及繁殖力综合评价临床意义。由于粪链球菌一个链含有 32 个细菌，故其菌落数在 $10^3 \sim 10^4$/mL 即可诊断。②通过耻骨上膀胱穿刺获取的尿培养，只要发现有细菌生长，即有诊断意义。③至于伴有严重尿路刺激症状的女孩，如果尿中有较多白细胞，中段尿细菌定量培养$\geq 10^2$/mL 时，且致病菌为大肠杆菌类或腐物寄生球菌等，也可诊断为泌尿道感染。④临床高度怀疑泌尿道感染而尿普通细菌培养阴性的，应做 L 型细菌和厌氧菌培养。

3.尿液直接涂片法找细菌

油镜下如每个视野都能找到一个细菌，表明尿内细菌数$>10^5$/mL。

4.亚硝酸盐试纸条试验

大肠杆菌、副大肠杆菌和克雷伯杆菌呈阳性；产气杆菌、变形杆菌、铜绿假单胞菌和葡萄球菌为弱阳性；粪链球菌、结核菌为阴性。如采用晨尿，可提高其阳性率。

5.其他检查

凡经抗菌治疗 4～6 周，病情迁延或反复感染，疑有尿路结构异常者，应进一步做以下检查，包括血尿素氮、肌酐和肌酐清除率。注意肾小管功能的检测，如尿浓缩稀释试验等。必要时测定血、尿 β_2 微球蛋白，有利于感染的定位。

6.影像学检查

常用的影像学检查有 B 型超声检查，静脉肾盂造影加断层摄片（检查肾瘢痕形成），排泄性膀胱尿路造影（检查膀胱输尿管反流），动态、静态肾核素造影，CT 扫描等。检查目的：①检查泌尿系有无先天性或获得性畸形。②了解以前由于漏诊或治疗不当所引起的慢性肾损害或瘢痕进展情况。③辅助上尿路感染的诊断。

四、诊断和鉴别诊断

1.诊断

(1)年长儿尿路刺激症状明显，结合实验室检查，可立即得以确诊。

(2)婴幼儿、特别是新生儿，由于尿路刺激症状不明显或缺如，而常以全身表现较为突出，易致漏诊。

故对病因不明的发热患儿都应反复做尿液检查，争取在用抗生素治疗前进行尿培养、菌落计数和药敏试验。凡具有真性菌尿者，即清洁中段尿定量培养菌落数$\geq 10^5$/mL 或球菌$\geq 10^3$/mL，或耻骨上膀胱穿刺尿定性培养有细菌生长，即可确立诊断。

凡已确诊者,应进一步明确:①本次感染系初染、复发或再感。②确定致病菌的类型并做药敏试验。③有无尿路畸形如膀胱输尿管反流(VUR)、尿路梗阻等,如有VUR,还要进一步了解"反流"的严重程度和有无肾脏瘢痕形成。④感染的定位诊断,即上尿路感染或下尿路感染。

2.鉴别诊断

需与肾小球肾炎、肾结核及急性尿道综合征鉴别。急性尿道综合征的临床表现为尿频、尿急、尿痛、排尿困难等尿路刺激症状,但清洁中段尿培养无细菌生长或为无意义性菌尿。

五、治疗

治疗目的是控制症状,根除病原体,去除诱发因素,预防再发。

1.一般处理

急性期需卧床休息,鼓励患儿多饮水以增加尿量,促进细菌、细菌毒素及炎性分泌物排出。女孩还应注意外阴部的清洁卫生。供给足够的热量、丰富的蛋白质和维生素,以增强机体的抵抗力。对高热、头痛、腰痛的患儿应给予解热镇痛剂缓解症状。尿路刺激症状明显者,可用阿托品、山莨菪碱等药物治疗或口服碳酸氢钠碱化尿液,以减轻尿路刺激症状。

2.抗菌药物治疗

选用抗生素的原则:①感染部位:对肾盂肾炎应选择血浓度高的药物,对膀胱炎应选择尿浓度高的药物。②感染途径:对上行性感染,首选磺胺类药物治疗。如发热等全身症状明显或属血源性感染,多选用青霉素类、氨基糖苷类或头孢菌素类单独或联合治疗。③根据尿培养及药敏试验结果,结合临床疗效选用抗生素。④药物在肾组织、尿液、血液中都应有较高的浓度。⑤选用的药物抗菌能力强,抗菌谱广,最好选用强效杀菌剂,且不易使细菌产生耐药菌株者。⑥对肾功能损害小的药物。

对单纯性泌尿道感染,在进行尿细菌培养后,初治首选复方磺胺异噁唑(SMZco),按SM 250mg/(kg·d),TMP 10mg/(kg·d)计算,分2次口服,疗程7~10d。待尿细菌培养结果出来后依药敏试验结果选用抗菌药物。

对上尿路感染或有尿路畸形的患儿,在进行尿细菌培养后,一般选用两种抗菌药物。新生儿和婴儿用氨苄西林75~100mg/(kg·d)静脉注射,加头孢噻肟钠50~100mg/(kg·d)静脉注射,连用10~14d;1岁后的小儿用氨苄西林100~

200mg/(kg·d)分 3 次滴注,或用头孢噻肟钠,也可用头孢曲松钠 50～75mg/(kg·d)静脉缓慢滴注,疗程 10～14d。治疗开始后应连续 3d 送尿细菌培养,若 24h 后尿培养结果转阴,提示所用药物有效,否则按尿培养药敏试验结果调整用药。停药 1 周后再做尿培养一次。

单纯无症状菌尿一般无需治疗。但若合并尿路梗阻、膀胱输尿管反流或存在其他尿路畸形,或既往感染使肾脏留有陈旧性瘢痕者,则应积极选用上述抗菌药物治疗,疗程 7～14d,继之给予小剂量抗菌药物预防,直至尿路畸形被矫治为止。

再发泌尿道感染有两种类型,即复发和再感染。复发是指原来感染的细菌未完全杀灭,在适宜的环境下细菌再度滋生繁殖。绝大多数患儿复发多在治疗后 1 个月内发生。再感染是指上次感染已治愈,本次是由不同细菌或菌株再次引发泌尿道感染。再感染多见于女孩。多在停药后 6 个月内发生。

再发泌尿道感染的治疗在进行尿细菌培养后选用 2 种抗菌药物治疗,疗程 10～14d 为宜,然后给予小剂量药物维持,以防再发。

3.积极矫治尿路畸形

要及时矫正和治疗尿路畸形。

4.泌尿道感染的局部治疗

全身给药治疗无效的顽固性慢性膀胱炎患者,可采用膀胱内药液灌注治疗。

六、预防

注意个人卫生,不穿紧身内裤,勤洗外阴以防止细菌入侵;及时发现和处理男孩包茎、女孩处女膜伞、蛲虫感染等;及时矫治尿路畸形,防止尿路梗阻和肾脏瘢痕形成。

第六章　血液系统疾病

第一节　营养性缺铁性贫血

缺铁性贫血是由于体内铁缺乏造成血红蛋白合成减少而引起的小细胞低色素性贫血。起病缓慢,多发生于 6 个月～2 岁婴幼儿,以摄入铁不足为常见原因,因此主要是营养性缺铁性贫血,是我国儿童重点防治的"四病"之一。临床以小细胞低色素性贫血、血清铁蛋白减少和铁剂治疗有效为特点。

一、铁的代谢

1.铁的分布及来源

体内总铁量在正常成人男性约为 50mg/kg,女性约为 35mg/kg,新生儿约为 75mg/kg。总铁量中的 60%～70% 用于合成血红蛋白和肌红蛋白,30% 以铁蛋白及含铁血黄素的形式储存于肝脾及骨髓中,极少量存在于含铁酶及血浆中。铁的主要来源是食物及由衰老的红细胞被破坏后释放出来。

2.铁的吸收和转运

衰老的红细胞破坏后释放的铁几乎全部被再利用。食物中的铁主要在十二指肠和空肠上部以游离铁(Fe^{2+})及血红素铁的形式被吸收。动物性食物中的铁属于血红素铁,吸收率高;植物性食物中的铁以氢氧化高铁(Fe^{3+})的形式存在,其吸收率易受肠内其他因素的影响,如盐酸、维生素 C、果糖、氨基酸等可把 Fe^{3+} 还原为游离的 Fe^{2+},促进铁的吸收,而磷酸、草酸、植物纤维、茶、咖啡、蛋、牛奶、抗酸药等可抑制铁的吸收。

铁需由转铁蛋白进行运输。正常情况下,血浆中的转铁蛋白仅 1/3 与铁结合,此结合的铁称为血清铁;其余 2/3 保留与铁结合的能力,在体外加入一定量的铁可使其成饱和状态,所加的铁量称为未饱和铁结合力;血清铁与未饱和铁结合力之和称为血清总铁结合力。血清铁在血清总铁结合力中所占的百分比称为转铁蛋白饱和度。

3.铁的利用

铁到达骨髓造血组织后即进入幼红细胞,在线粒体中与原卟啉结合形成血红素,后者再与珠蛋白结合形成血红蛋白。

4.胎儿和儿童期铁代谢的特点

胎儿通过胎盘从母体获得铁,妊娠后期的 3 个月获铁量最多,足够其生后 4～5 个月内使用。另外,由于出生后的"生理性溶血"释放的铁增多,"生理性贫血"需铁相对减少,使婴儿早期不易发生缺铁。6 个月～2 岁,由于生长发育快,而乳制品中铁含量较低,此期小儿缺铁性贫血发生率较高。

二、病因和发病机制

1.病因

引起小儿缺铁的常见原因有:①先天储铁不足:胎儿期最后 3 个月从母体内获取的铁最多,如因早产、双胎、胎儿失血、过早结扎脐带及孕母患严重缺铁性贫血等均可使胎儿储铁减少。②铁的摄入量不足:是导致缺铁性贫血的主要原因。婴儿以乳类食品为主,人乳、牛乳、羊乳中含铁量均较低,如不及时添加含铁较多的辅食,容易发生缺铁性贫血。较大的儿童则常因饮食习惯不良、拒食、偏食、营养供应较差而致贫血。③生长发育迅速,对铁的需要量增加,主要发生在 5 个月～1 岁的婴幼儿。④铁的吸收障碍或丢失过多:长期消化功能紊乱、慢性腹泻、呕吐等均可直接影响铁的吸收,钩虫病、肠息肉、血管瘤等疾病皆可致肠道慢性失血,这些均可导致缺铁性贫血的发生。

2.发病机制

衰老红细胞破坏后释放的铁和食物中吸收的铁均经铁蛋白运至骨髓,进入幼红细胞内,与原卟啉结合形成血红素,再与珠蛋白结合成血红蛋白。故缺铁时血红蛋白合成减少,而缺铁对细胞分裂、增殖影响甚小,出现血红蛋白量的减少较红细胞数量的减少更为显著,血红蛋白含量不足且细胞体积也变小,表现为小细胞低色素性贫血。

机体内的铁 $60\%～70\%$ 存在于血红蛋白和肌红蛋白中,30% 的铁以铁蛋白和含铁血黄素形式存在(储存铁)$0.2\%～0.4\%$ 构成人体内必需的酶。储存在肝、脾和骨髓中的铁蛋白和含铁血黄素称为储存铁。当红细胞的铁不足时,可先动用储存铁用于造血,故缺铁早期尚无缺铁表现。储存铁在缺铁晚期耗竭时方出现缺铁性贫血的一系列临床表现。同时,一些含铁酶(如琥珀酸脱氢酶、细胞色素 C、单胺氧化酶等)的活性下降,影响了机体正常的生物氧化、神经介质合成、组织呼吸等过程,使细胞功能下降,产生一系列非血液系统症状。

三、临床表现

任何年龄均可发病,常见于 6 个月～2 岁。起病缓慢、隐匿,贫血多为轻中度。症状的轻重取决于贫血的程度和贫血发生进展的速度。

1.一般表现

皮肤黏膜逐渐苍白,以口唇、口腔黏膜、甲床和手掌最为明显,易疲乏,不爱活动,食欲减退,年长儿可述头晕、耳鸣、眼花、眼前发黑等。

2.造血器官表现

由于骨髓外造血反应,肝、脾、淋巴结常轻度肿大。年龄越小,病程越久,贫血越重,则肝、脾肿大越明显。

3.非造血系统症状

(1)消化系统:食欲减退,拒加辅食,时有呕吐或腹泻,少数患儿有异食癖,如喜食泥土、墙皮,可出现口腔炎、舌炎、舌乳头萎缩等。重者可出现萎缩性胃炎或吸收不良综合征。

(2)神经系统:表现为烦躁不安或萎靡不振,年长儿常注意力不集中,记忆力减退,学习成绩下降,智力多数低于同龄儿。

(3)心血管系统:明显贫血时心率增快,心脏扩大,重者可发生心力衰竭。

(4)其他:缺铁时免疫功能低下易并发感染,上皮组织异常可出现反甲、皮肤角化等。

四、辅助检查

1.红细胞数

外周血示红细胞和血红蛋白量均减少,尤以血红蛋白量减少更为显著,呈小细胞低色素性贫血。外周血涂片可见红细胞大小不等,以小细胞为多,中央淡染区扩大。

2.网织红细胞计数

可反映骨髓造血功能。增多提示骨髓造血功能活跃,可见于急、慢性溶血或失血性贫血;减少提示造血功能低下,可见于再生障碍性贫血、营养性贫血等。此外在治疗过程中定期检查网织红细胞计数,有助于判断疗效。如缺铁性贫血经合理治疗后,网织红细胞在1周左右即开始增加。

3.骨髓象

有核红细胞增生活跃,粒红比例正常或红系增多,红系以中幼红细胞增多明显,各期红细胞胞体均小,胞浆少,染色偏蓝,胞浆成熟程度落后于胞核。

4.有关铁代谢的检查

(1)血清铁蛋白(SF):SF值可较敏感地反映体内储存铁的情况,是反映缺铁较敏感的指标,在铁减少期就开始降低,但应注意,缺铁性贫血合并感染、肿瘤、结缔组织病、肝脏及心脏疾病时血清铁蛋白可不降低,反而升高。

(2)红细胞游离原卟啉(FEP):红细胞内缺铁时,FEP不能完全与铁结合成血红素,血红素减少又反馈性地使FEP合成增多,当FEP为$500\mu g/dL$(正常$200\sim400\mu g/dL$)时提示细胞内缺铁。

(3)血清铁(SI)、总铁结合力(TIBC)和转铁蛋白饱和度(TS):这3项检查反映血浆中的铁含量,通常在缺铁后期(表现为明显的小细胞低色素性贫血)才出现异常。表现为SI减低,$<50\sim60\mu g/dL$有意义;TIBC增加,$>350\mu g/dL$有意义;TS明显下降,$<15\%$有诊断意义。

(4)骨髓可染铁:骨髓涂片观察红细胞内的铁粒细胞数,如$<15\%$,提示储存铁减少,细胞外铁也减少。这是一项反映体内储铁的敏感而可靠的指标。

五、诊断和鉴别诊断

1.诊断

根据临床表现,结合发病年龄、喂养史及血象特点,一般可做出初步诊断。铁代谢检查有进一步确诊的意义,必要时再做骨髓检查,用铁剂治疗有效可证实诊断。诊断明确后还应进一步找出病因,以便针对病因进行治疗。

2.鉴别诊断

(1)营养性巨幼细胞性贫血:是由于缺乏维生素B_{12}或叶酸,使细胞分裂、增殖的速度明显减慢的大细胞性贫血。临床主要表现为贫血,神经精神症状,红细胞的胞体变大,骨髓中出现巨幼红细胞,用维生素 B_{12} 和(或)叶酸治疗有效。

(2)地中海性贫血:有家族史,地区性明显,特殊面容,肝脾明显肿大。

六、治疗

主要原则是去除病因和铁剂治疗。

1.一般治疗

加强护理,保证休息和睡眠,避免感染,如伴有感染者积极控制感染,重度贫血者注意保护心脏功能;根据患儿消化能力,给予含铁质丰富的高营养、高蛋白膳食,如蛋黄、瘦肉、豆制品等,注意饮食的合理搭配,以增加铁的吸收。

2.去除病因

尽可能查寻导致缺铁的原因和基础疾病,并采取相应措施去除病因。如饮食不当者应纠正不合理的饮食习惯和食物组成,有偏食习惯者应予以纠正。及时添加辅食,添加铁剂强化食品,如有慢性失血性疾病,如钩虫病、肠道畸形等,应予以及时治疗。

3.铁剂治疗

铁剂是治疗缺铁性贫血的特效药,因口服二价铁盐容易吸收,故常先用二价铁盐制剂。①口服铁剂:常用的制剂有硫酸亚铁(含铁 20%)、富马酸亚铁(含铁30%)、葡萄糖酸亚铁(含铁 11%)等。口服铁的剂量以元素铁计算,一般为每次 $1\sim2mg/kg$,每日 $2\sim3$ 次。最好于两餐之间服药,既减少对胃黏膜的刺激,又利于吸收;同时口服维生素 C 能促进铁的吸收。牛奶、咖啡、茶及抗酸药等与铁剂同服可影响铁的吸收。②注射铁剂:注射铁剂较易发生不良反应,甚至可发生过敏性反应而致死,故应慎用。常用的铁注射剂有右旋糖酐铁、含糖氧化铁等。

铁剂治疗有效者于服药 $2\sim3d$ 后网织红细胞即见升高,$5\sim7d$ 达高峰,$2\sim3$ 周后下降至正常。治疗约 2 周后,血红蛋白相应增加,临床症状也随之好转。血红蛋白约 4 周后达到正常,应再继续服铁剂 $6\sim8$ 周,以增加铁储存。

4.输血

一般不必输血。输血(有条件医院均应注入红细胞)适应证是:①重度贫血尤其是伴心力衰竭者。②合并感染者。③急需外科手术者。贫血越严重,每次输血量越少。血红蛋白在 $30\sim60g/L$ 者,每次可输注浓缩红细胞 $4\sim6mL/kg$(全血$10mL/kg$);贫血在中度以上者,不必输血。

七、预防

(1)提倡母乳喂养,及时添加含铁丰富且铁吸收率高的辅食,如肝、瘦肉、鱼等,同时加用维生素 C 含量丰富的新鲜蔬菜汁及果汁等以利于铁的吸收。婴幼儿食品(奶制品、谷类制品等)可加入适量铁进行强化。

(2)避免偏食、挑食和节食行为,合理搭配膳食,培养小儿良好的饮食习惯。

第二节　特发性血小板减少性紫癜

原发性血小板减少性紫癜又称特发性或免疫性血小板减少性紫癜,分为急性和慢性两种。是小儿较常见的出血性疾病。其特点为自发性出血,血小板减少,骨髓中巨核细胞增多且发育障碍,部分患儿血清中可查到血小板抗体。

一、临床表现

1.急性型

小儿时期发病多属此型,且多见于婴幼儿,病程在 6 个月以内。起病急,病前 1～3 周多有病毒感染史。表现为自发性皮肤淤点、淤斑,以四肢较多,鼻、牙龈出血亦常见,也可见尿血、便血、呕血,青春期女孩月经过多,严重者可发生颅内出血而致死。出血程度与血小板减少程度相一致。出血重者可有失血性贫血或休克,10％～20％患者可有轻度脾大,约 10％患者可由急性转为慢性。

2.慢性型

发病年龄在 6 岁以上,病程超过 6 个月。起病隐匿,无明显前驱感染症状,病毒感染可加重病情。血小板计数多在$(40～80)×10^9$/L。血小板功能持续异常,PF_3 活性降低,血小板黏附性降低。PAIgG 阳性率 95％。

二、诊断

1.诊断依据

(1)血小板计数$<100×10^9$/L。

(2)骨髓巨核细胞增多或正常,有成熟障碍,主要表现为幼稚型和(或)成熟型无血小板释放的巨核细胞比例增加,巨核细胞颗粒缺乏,胞浆少。

(3)皮肤出血点、淤斑和(或)黏膜出血等临床表现。

(4)急性型脾大,慢性型可有脾大。

(5)具有以下 4 项中的一项:①糖皮质激素治疗有效。②脾切除有效。③血清血小板相关抗体(PAIg 或 PAC$_3$)或特异性抗血小板抗体阳性。④血小板寿命缩短。

(6)排除其他可引起血小板减少的疾病,如再生障碍性贫血、白血病、骨髓增生异常综合征(MDS)、其他免疫性疾病以及药物性因素。

具有上述(1)~(6)项者可诊断为特发性血小板减少性紫癜。

2.分型诊断

(1)急性型:起病急,常有发热,出血一般较重,血小板计数常为$<20\times10^9$/L,病程≤6 个月。

(2)慢性型:起病隐匿,出血一般较轻,血小板计数常为$(30\sim80)\times10^9$/L,病程>6 个月。

3.病情分度诊断

(1)轻度:血小板$>50\times10^9$/L,一般无自发出血,仅外伤后易发生出血或术后出血过多。

(2)中度:血小板$(20\sim50)\times10^9$/L,有皮肤黏膜出血点或创伤后淤斑、血肿,创伤后出血时间延长,但无广泛出血。

(3)重度:具备下列 1 项者:①血小板$(10\sim25)\times10^9$/L,皮肤广泛出血、淤斑或多发血肿,黏膜活动性出血(牙龈渗血、口腔血疱、鼻出血)。②消化道、泌尿道或生殖道暴发性出血或发生血肿。③视网膜出血或咽后壁出血。④创伤处出血不止,经一般治疗无效。

(4)极重度:具备下列 1 项者:①血小板$\leq10\times10^9$/L,皮肤黏膜广泛自发性出血、血肿或出血不止。②危及生命的严重出血(包括颅内出血)。

4.鉴别诊断

(1)急性白血病:也有出血等临床表现,但血涂片中可见各期幼稚细胞,骨髓检查可确诊。

(2)再生障碍性贫血:有贫血、出血表现,血常规呈全血细胞减少,骨髓红、白细胞系凝血功能障碍,巨核细胞减少或不易查见。

(3)继发性血小板减少性紫癜:可找出其发病的原因,如各种病原菌所致的急、慢性感染,物理化学因素的影响,造血系统疾病,脾功能亢进,尿毒症,弥散性血管内凝血等。诊断时应仔细检查,找出病因。

(4)过敏性紫癜:紫癜稍高出皮肤,多见于下肢,呈对称性分布,外周血血小板不减少。

(5)Wiskott-Aldrich 综合征:除血小板减少、出血外,并发全身广泛湿疹和易于感染,血小板黏附性减低,对 ADP、肾上腺素及胶原不发生凝集反应。

(6)Evans 综合征:特点是同时发生自身免疫性血小板减少和溶血性贫血,Coombs 试验阳性,糖皮质激素或脾切除治疗有效。

(7)系统性红斑狼疮:早期表现为血小板性紫癜,抗核抗体、狼疮细胞检查可助鉴别。

(8)血管性假性血友病(ⅡB 型和血小板型):可有血小板减少,出血时间延长,皮肤、黏膜出血等表现,但血浆 vWF:Ag 和 Ⅷ:C 储量降低,血小板对瑞斯托霉素不发生凝集反应。

(9)脾功能亢进:脾大明显,全血细胞减少。骨髓巨核细胞系增生,可呈成熟障碍,但形态多异常。血小板重度减少者少见。

(10)血栓性血小板减少性紫癜:有血小板减少、出血与溶血性贫血,神经系统表现显著,有肾功能不全。

三、治疗

加强护理,适当限制活动,避免外伤,给予激素、免疫抑制剂,必要时输血和进行脾切除。

1.一般治疗

减少活动,避免外伤,积极预防及控制感染,忌用损害血小板药物,如水杨酸制剂等。慢性型患儿可给铁剂治疗。

2.急性型治疗

急性血小板减少性紫癜是一种自限性过程,只要未出现严重威胁生命的出血,可予以严密观察,暂不必治疗。一般血小板计数$<10×10^9/L$ 或血小板计数$<20×10^9/L$ 伴明显皮肤、黏膜出血者应予治疗。

(1)糖皮质激素治疗:选用下述一种治疗方法。泼尼松治疗适用于皮肤出血点多,血小板计数$<30×10^9/L$ 的患儿。泼尼松,每天 1.5~2mg/kg,分 3 次口服,连用 2~3 周;第 3 周不论血小板计数高低,只要症状消失即可减量停用,疗程一般不超过 4 周。也可用泼尼松,每天 4~8mg/kg,分 3 次口服,7d 后停药。若无好转可

用小剂量泼尼松维持至不出现症状,待血小板恢复为止。

地塞米松冲击疗法适用于有严重出血者(如消化道出血、鼻出血),或皮肤散在出血点但血小板计数<10×10^9/L的初始治疗患儿。地塞米松每天 1mg/kg,加入葡萄糖液中静脉滴注,连用 3d;之后每天0.75mg/kg,连用 4d;每天 0.5mg/kg,连用 5d;每天 0.25mg/kg,连用 6d。然后改泼尼松口服,待出血减轻、血小板上升后减量,停药。疗程一般不超过 6 周。根据国内报道,此法可使血小板在 6~7d 内上升至正常,疗效优于口服泼尼松和甲基泼尼松龙冲击疗法。

甲基泼尼松龙冲击疗法适应证同地塞米松冲击疗法。可单用或与输注血小板联合使用,每天 15~30mg/kg,30min 内静脉滴注,连用 3d,然后改为常规剂量泼尼松口服,剂量同上。足量糖皮质激素应用后一般在 4h 内出血可得到控制,1~2 周后血小板回升,若 48h 内严重出血始终未能得到控制,应加用其他药物,如大剂量免疫球蛋白。

(2)大剂量免疫球蛋白:适用于有严重出血者(如消化道出血、鼻出血),或皮肤散在出血点但血小板计数<10×10^9/L的初始治疗患儿,特别适用于将预进行外科手术或拔牙手术者和可能有威胁生命的严重出血者。每天 0.4g/kg 静脉滴注,连用 5d(或每天 0.8g/kg,连用 2d,或每天 2g/kg,用 1d),然后改为常规剂量泼尼松口服。也可同时静脉滴注糖皮质激素。IgA 缺乏症患儿禁用,因该患儿在应用免疫球蛋白后可产生抗 IgA 抗体,再次应用时可能会发生过敏性休克。

(3)输注血小板:因输注的血小板寿命短,仅可维持数小时至48h,因此输注血小板常作为辅助治疗手段,适用于急性型患儿,血小板计数<10×10^9/L,有严重出血或有危及生命的出血需紧急处理者。可给予浓缩血小板制剂,每次 0.2~0.25U/kg,静脉滴注,隔日 1 次,至出血减轻、血小板上升达安全水平(>30×10^9/L)。同时给予糖皮质激素或免疫球蛋白静脉滴注,可减少输入血小板被破坏,提高疗效。因血小板制品中或多或少含有红细胞,故一般要求选用 ABO 同型制品,Rh 阴性者最好输Rh 阴性血小板。

(4)输注红细胞:适用于有乏力、气促等贫血症状明显的急性失血性贫血患者,浓缩红细胞每次 5~10mL/kg。

3.慢性型的治疗

(1)糖皮质激素:糖皮质激素是慢性型的首选药物。常用药物为泼尼松,用法及剂量同急性型。待出血减轻、血小板平稳上升至安全水平(>30×10^9/L)后,逐渐减量至每天 0.25mg/kg,隔日口服 1 次,维持治疗 2 个月后,如血小板持续>

$50×10^9/L$ 可停药。对糖皮质激素依赖者,减至能维持出血基本消失的最小剂量,疗程 4～6 个月。重型或极重型慢性患儿可间断给大剂量甲泼尼龙冲击疗法,用法和剂量同急性型。

(2)大剂量免疫球蛋白:剂量及用法同急性型,也可每次 1～2g/kg 静脉滴注,每 2～4 周 1 次,维持血小板>30×109/L 和避免重度出血。

(3)免疫抑制剂适应证包括:①糖皮质激素治疗无效者或依赖大剂量糖皮质激素维持者。②2 岁以下严重出血不适于脾切除者。③脾切除治疗无效者。

长春新碱,每次 $1.5～2mg/m^2$ 或 0.05mg/kg(最大剂量 2mg)持续静脉注射 12h,每周 1 次,连用 4～6 次;或每次 $0.5～1mg/m^2$ 加生理盐水 250mL 缓慢静脉滴注,连用 4～6 周为 1 个疗程。无效者停用。主要不良反应有脱发、周围神经炎、骨髓抑制。

环磷酰胺,剂量每天 2～3mg/kg,分 3 次口服;或每次 $300～600mg/m^2$ 静脉滴注,每周 1 次。疗效多在开始用药后 2～6 周出现,有效者可继续用药 4～6 周。治疗 6～8 周后仍无效者停药。

硫唑嘌呤,每天 2～3mg/kg,分 3 次口服,用药 1 个月至数月。

环孢素,每天 4～9mg/kg,分 3 次口服,2～3 个月为 1 个疗程,不良反应为肾功能损害。

(4)脾切除:约 2/3 慢性型患者脾切除有效,但脾切除后感染危险升高,故应严格掌握脾切除指征,尽可能推迟切脾时间。

脾切除指征:①经以上正规治疗仍有危及生命的严重出血或急需外科手术者。②病程>1 年,年龄>5 岁,且有反复严重出血,药物治疗无效或依赖大剂量糖皮质激素维持,骨髓巨核细胞增多者。③病程>3 年,血小板持续 $(10～30)×10^9/L$,有活动性出血,年龄>10 岁,药物治疗无效者。

术前准备:①血小板 $<10×10^9/L$ 者,预防性静脉应用糖皮质激素、免疫球蛋白、血小板。②血小板在 $(10～30)×10^9/L$ 者,预防性静脉应用糖皮质激素、免疫球蛋白。③血小板 $>30×10^9/L$ 者,预防性口服泼尼松。

术后处理:①术后血小板 $\geq1\ 000×10^9/L$ 者,应给予阿司匹林或双嘧达莫(潘生丁),防止血栓形成。②应定期给予长效青霉素、免疫球蛋白注射,预防感染至 5 岁以后。5 岁以上可酌情给予上述治疗。

(5)其他治疗:适用于以上药物治疗无效者,可联合泼尼松口服用药。大剂量维生素 C,每天 2～3g,加入 10%葡萄糖注射液中,静脉滴注,7～14d 为 1 个疗程,或每天 2～3g 口服,连用 2～3 个月。

α-干扰素对顽固性病例有效,剂量 30~60kU/kg,皮下注射,每周 3 次,连用 4 周;或 100kU/kg,皮下注射,每周 2 次,连用 12 周。主要不良反应为发热。

抗 D 免疫球蛋白,每天 20~50μg/kg,静脉滴注,2d 为 1 个疗程。其升高血小板的作用较激素和大剂量免疫球蛋白弱但持续时间长。主要不良反应有轻度溶血性输血反应和 Coombs 试验阳性。

炔羟雄烯异噁唑(达那唑)是一种合成的雄性激素,多适用于成人及年长儿,也可用于难治性病例,与糖皮质激素有协同作用。口服,10~20mg/d,疗程至少 2 月,疗效多在开始用药后 2~4 个月出现,出现疗效后减量,改为隔天 1 次以维持无出血症状。不良反应有肝功能异常、轻度水肿、皮疹、痤疮,偶有纤维蛋白溶解性皮肤出血。

输注新鲜血或血小板视具体情况而定,用法和剂量同急性型。

4.治疗评定标准

(1)治愈:出血消失,血小板计数>100×10⁹/L,随访 2 年以上无复发者。

(2)显效:出血消失,连续 3 次血小板计数>50×10⁹/L,或较原有水平升高>30×10⁹/L,持续 2 个月以上者。

(3)进步:出血减轻,血小板数有所上升,持续不足 2 个月者。

(4)无效:治疗 4 周后未达到进步标准者。

第三节 小儿白血病

白血病是造血组织中某一血细胞系统过度增生,浸润到各组织和器官,从而引起一系列临床表现的恶性血液病。是我国最常见的小儿恶性肿瘤。我国 10 岁以下儿童白血病发生率为 3/10 万~4/10 万,男多于女,其中 90% 以上为急性白血病,慢性白血病仅占 3%~5%。

一、病因和发病机制

发病可能与下列因素有关:①理化因素,电离辐射能引起白血病,苯及其衍生物、氯霉素、保泰松和细胞毒药物等均可诱发急性白血病。②遗传素质,白血病的发生与遗传素质有关。有遗传缺陷的儿童如唐氏综合征、先天性睾丸发育不全症及严重联合免疫缺陷病等患儿,其白血病的发病率较一般儿童明显增高。③病毒感染,已证实属于 RNA 病毒的反转录病毒可引起人类 T 淋巴细胞白血病。

发病机制尚未完全明确,下列机制可能在白血病的发病中起重要作用。

1.原癌基因的转化

人类和许多哺乳动物体内存在原癌基因,正常情况下,其主要功能是参与调控细胞的增殖、分化和衰老、死亡,当机体受到致癌因素的作用时,原癌基因可发生点突变、染色体重排或基因扩增,转化为肿瘤基因,从而导致白血病的发生。

2.抑癌基因畸变

正常人体存在着抑癌基因,当这些基因发生突变、缺失等变异时,失去其抑癌活性,造成癌细胞异常增殖而发病。

3.细胞凋亡受抑

细胞凋亡是在基因调控下的一种细胞主动自我消亡过程,是人体组织器官发育中细胞清除的正常途径。当细胞凋亡受到抑制或阻断时,细胞没有正常凋亡而继续增殖导致恶变。

二、分类与分型

根据增生的白细胞种类的不同,可分为急性淋巴细胞白血病(急淋,ALL)和急性非淋巴细胞白血病(急非淋,ANLL)两大类,前者在儿童中发病率较高。目前,常采用 MICM 综合分型,即形态学(M)、免疫学(I)、细胞遗传学(C)和分子生物学(M)分型。白血病的分类和分型是指导临床选用治疗方案和提示预后的基础。

1.形态学分型(FAB 分型)

将 ALL 分成 L1、L2、L3 三型,其中以 L1 型多见;将 ANLL 分成 M0、M1、M2、M3、M4、M5、M6、M7 八型。

2.免疫学分型

淋巴细胞在不同的发育和分化阶段表达不同的抗原,用单克隆抗体检测淋巴细胞的分化抗原,可将 ALL 分成 T、B 两大系列和不同的亚型,其中以 B 系急性淋巴细胞白血病(B-ALL)更多见。

3.细胞遗传学和分子生物学分类

从亚细胞水平和分子水平检测白血病细胞的染色体 DNA 的变化情况。

4.临床分型

虽不属于 MICM 分型,但实际工作中常用。根据临床特点,将 ALL 分为 3型:标危型急淋(SR-ALL)、中危型急淋(IR-ALL)、高危型急淋(HR-ALL);将 ANLL 分为 2 型:标危型(SR)和高危型(HR)。

三、临床表现

各型急性白血病的临床表现基本相同,主要表现如下。

(一)一般症状

大多较急,少数缓慢。早期症状有精神不振、乏力、食欲低下,鼻出血或牙龈出血等。少数患儿以发热和类似风湿热的骨关节痛为首发症状。

(二)发热

多数有发热,热型不定,一般不伴寒战。发热主要原因是白血病性发热,多为低热且抗生素治疗无效;其次是感染,多为高热。

(三)贫血

贫血出现较早,随病情而逐渐加重,常见面色苍白、虚弱无力、活动后气促等。贫血主要是由于骨髓造血干细胞受到抑制所致。

(四)出血

出血为常见的早期症状,以皮肤和黏膜出血多见,表现为紫癜、淤斑、鼻出血、牙龈出血、消化道出血和血尿。颅内出血较少见,但为引起死亡的重要原因之一。出血的主要原因是骨髓中巨核系统造血受抑制,血小板的生成及功能受影响;白血病细胞浸润肝脏,使肝功能受损,纤维蛋白原、凝血酶原和凝血因子等生成不足;白血病细胞浸润和 DIC,导致毛细血管受损,血管通透性增加。

(五)白血病细胞浸润引起的症状和体征

1.肝、脾、淋巴结肿大

70%～80%的患者有肝、脾、淋巴结肿大,急性淋巴细胞白血病尤其显著。肿大的肝、脾质软,表面光滑,可有压痛;全身浅表淋巴结可有轻度肿大,但多局限于颈部、颌下、腋下和腹股沟等处。有时纵隔淋巴结肿大可引起压迫症状而发生呼吸困难、呛咳和静脉回流受阻。

2.骨和关节疼痛

约 25%患儿以四肢长骨,腕、肩、膝、踝等关节疼痛为首发症状,部分患儿表现为游走性关节痛,局部红肿现象多不明显,并常伴有胸骨压痛。骨骼 X 线检查可见骨质疏松、溶解,骨骺端出现密度减低横带和骨膜下新骨形成等征象。

3.中枢神经系统浸润

白血病细胞侵犯脑实质和(或)脑膜时即引起中枢神经系统白血病(CNSL),表现为脑膜刺激征、颅内压增高、惊厥、昏迷,以及脑神经麻痹、脊髓炎或末梢神经炎等症状。因多数化疗药物不能透过血脑屏障,故多在化疗后的缓解期发生 CNSL,

尤其在急性淋巴细胞白血病中多见,是导致急性白血病复发的主要原因。

4.睾丸浸润

白血病细胞侵犯睾丸时即引起睾丸白血病,可致睾丸肿大、触痛,阴囊皮肤呈红黑色,由于化疗药物不易进入睾丸,成为白血病复发的另一重要原因。

5.其他器官浸润

白血病细胞可浸润眶骨、颅骨、胸骨、肋骨或肝、肾、肌肉等,在局部呈块状隆起而形成绿色瘤,是急性粒细胞白血病的一种特殊类型。白血病细胞还可浸润皮肤、心脏、肾脏、消化系统等组织引起相应的临床表现。

四、实验室检查

1.外周血象

约 50%的患儿白细胞增多,但整个病程中白细胞数可有增减变化,白细胞分类示原始细胞及幼稚细胞占多数。红细胞及血红蛋白均减少,大多为正细胞正血色素性贫血。网织红细胞数多数较低。血小板呈不同程度降低。

2.骨髓象

骨髓检查是确立诊断和评定疗效的重要依据。典型的骨髓象为该类型白血病的原始及幼稚细胞极度增生,幼红细胞和巨核细胞减少。但有少数患儿的骨髓象表现为增生低下。

3.溶菌酶测定

用于帮助鉴别白血病的细胞类型。正常人血清溶菌酶含量为 $4\sim20mg/L$,尿液中不含此酶。急淋时溶菌酶减少或正常,急性粒细胞白血病时中度增高,急性单核细胞白血病时,其血清及尿液中溶菌酶含量增多明显。

4.组织化学染色

常用过氧化物酶、酸性磷酸酶、碱性磷酸酶、苏丹黑等组织化学染色,以协助区分不同类型的白血病。

五、诊断和鉴别诊断

根据病史、临床表现和体征,特别是血象和骨髓象的改变即可做出诊断。但由于白血病的临床表现不具有特异性,使早期诊断发生困难。须与以下疾病鉴别。

1.再生障碍性贫血

本病出血、贫血、发热和全血细胞减少,与白血病表现有相似点,但本病肝、脾、淋巴结不肿大,骨髓有核细胞增生低下,无幼稚白细胞增生。

2.传染性单核细胞增多症

本病为 EB 病毒感染所致,可有肝、脾、淋巴结肿大,白细胞数增高并出现异型淋巴细胞,易与 ALL 混淆。但本病病程经过一般良好,血红蛋白及血小板计数正常,血清嗜异性凝集反应阳性,骨髓检查无白血病改变。

3.类白血病反应

为造血系统对感染、中毒和溶血等刺激因素的一种异常反应,以外周血出现幼稚白细胞或白细胞数增高为特征。当原发疾病被控制后,血象即恢复正常。此外,根据血小板数多正常、白细胞中有中毒性改变(如中毒颗粒和空泡形成)、中性粒细胞碱性磷酸酶积分显著增高等,可与白血病区别。

六、治疗

采用以化疗为主的综合疗法,其原则是:早期诊断,早期治疗,严格分型,按照类型选用不同的化疗方案;采用早期连续适度化疗与分阶段长期规范治疗相结合;同时早期防治中枢神经系统白血病和睾丸白血病,注意支持疗法。持续完全缓解2～3 年方可停止治疗。

(一)支持疗法

1.防治感染

注意环境隔离,防止院内交叉感染。当并发细菌性感染时,应根据不同致病菌和药敏试验结果选用强力抗生素控制病情。并发真菌感染时,选用抗真菌药物如两性霉素 B 治疗。并发病毒感染时选用抗病毒药物如阿昔洛韦、更昔洛韦等治疗。

2.成分输血

当出现明显贫血时可输红细胞;若出现血小板减少而致出血时,可输浓缩血小板。有条件时可酌情静脉输注丙种球蛋白。

3.其他

化疗期间骨髓抑制明显者,可予以 G-CSF、GM-CSF 等集落刺激因子。在化疗早期为预防高尿酸血症,可口服别嘌呤醇。在治疗过程中,要增加营养,注意口腔卫生,防止感染和黏膜糜烂。有发热、出血时应卧床休息。并发弥散性血管内凝血时,及时给予相应治疗。

(二)化学药物治疗

目的是杀灭白血病细胞,解除白血病细胞浸润引起的症状,使病情缓解直至治愈。化疗的原则是多药联合。

1.ALL 的化疗

(1)诱导缓解治疗:是患儿能否长期无病生存的关键,需联合数种化疗药物,最大程度地迅速杀灭白血病细胞,从而尽快达到完全缓解。应用柔红霉素、门冬酰胺酶、长春新碱、泼尼松或地塞米松治疗,其中柔红霉素和门冬酰胺酶是提高完全缓解率和长期生存率的两个重要药物。

(2)巩固治疗:目的是在缓解状态下最大限度地杀灭白血病细胞,有效防止早期复发。多采用 CAM 方案,基本药物为环磷酰胺、阿糖胞苷、6-巯基嘌呤。

(3)预防髓外白血病:CNSL 和 TL 均会导致骨髓复发、治疗失败,因此有效的髓外白血病的预防是白血病特别是 ALL 患儿获得长期生存的关键之一。可选用甲氨蝶呤、阿糖胞苷和地塞米松三联药物鞘内注射治疗、大剂量甲氨蝶呤＋四氢叶酸钙疗法、颅脑放射治疗等方案。

(4)维持和加强治疗:目的是巩固疗效,达到长期缓解或治愈。可采用 6-巯基嘌呤或 6-硫鸟嘌呤＋甲氨蝶呤维持治疗,采用原诱导缓解方案或其他方案强化。总疗程 2～3 年。

2.ANLL 的化疗

化疗难度比 ALL 更大,并发症较多。

(1)诱导缓解治疗:除 M3 外,其他 ANLL 可用柔红霉素＋阿糖胞苷,或柔红霉素＋阿糖胞苷＋依托泊苷治疗。M3 者治疗方案可用:全反式维 A 酸＋柔红霉素＋阿糖胞苷,或全反式维 A 酸＋三氧化二砷治疗。

(2)缓解后治疗:巩固治疗采用原有效的诱导方案 1～2 个疗程;根治性强化治疗,采用含中大剂量阿糖胞苷的化疗方案治疗,或造血干细胞移植。

(三)造血干细胞移植

联合化疗是目前根治大多数 ALL 和部分 ANLL 的首选方法。鉴于造血干细胞移植是一种高风险、高投入的医疗手段,即使移植成功,仍有复发的可能性,因此,要严格掌握移植时机。

七、预后

近 10 年来由于临床研究的进展和化疗方案的不断改进,急性淋巴细胞白血病已不再被认为是致死性疾病,5 年无病生存率达 70%～80%;急性非淋巴细胞白血病的初治完全缓解率亦已达 80%,5 年无病生存率为 40%～60%。

第七章　神经系统疾病

第一节　偏头痛

一、概述

偏头痛是常见的血管性头痛,早在 2500 年前由古希腊医生希波克拉底发现,并且将该名称一直沿用至今。国内外的资料显示,偏头痛的患病率有着很大的差别,并且随着现代社会竞争增强、学习及就业压力增大、人民生活水平提高等许多因素的影响,偏头痛的发病率也在逐年增高。有人对 1961—1978 年发表的各国文献材料进行了全面分析,得出偏头痛患病率成年男性为 9.1%,成年女性为16.1%;未成年男性为 3.4%,女性为 4.9%。有学者在 2001 年的调查结果显示有 90%的美国人曾经历过至少 1 次头痛,采用国际头痛协会(IHS)诊断标准的流行病学资料显示,美国女性偏头痛发病率为 17.6%,男性为 6.0%。另一项调查显示,22.8%的12～15 岁日本儿童曾经有过剧烈头痛的经历,其中 4.8%的人被确诊为偏头痛,男：女比为 1：1.8,仅有 29.1%的人是有先兆的偏头痛。因为目前缺乏统一的诊断标准和年龄调查范围,小儿偏头痛的调查结论也很不一致,并且随着年龄的增长,发病率也显示出性别差异,3～7 岁发病率为 1.2%～3.2%,男：女比为 1：1.4;7～11 岁发病率为 4%～11%,男：女比为 1：1;15 岁以后发病率为 8%～23%,男：女比为 1：(2～3)。而目前大家比较公认的结论为儿童期典型偏头痛的发病率为 2%～5%,起病年龄多在 6 岁左右并且无低年龄限度。10 岁以前女孩略少于男孩,10 岁以后女孩比男孩发病率升高。

二、病因

小儿偏头痛有很多相关因素,但在其发生及发展中的具体详细作用尚不完全清楚。

1.遗传因素

偏头痛的发生与遗传和环境因素有很明显的关联性,为多基因、多因素的一种疾病,具有比较明显的家族聚集性。家族性病例可占到 $34\%\sim90\%$,有先兆的偏头痛患者受遗传因素的影响比无先兆偏头痛的患者高 1 倍。母亲的遗传因素要强于父亲。若父母双方均患有偏头痛,其子女发病率约为 75%;若近亲中有偏头痛的则发病率为 50%,远亲有偏头痛则发病率为 20%。虽然有很多人对偏头痛的遗传因素进行了很多的研究,但到目前为止关于偏头痛的遗传特征、发病机制仍不明确,推测可能与 $4q24.6p12.2p21.14q21.2\sim q22.3$ 及其 Xq 有一定关系,但对应的易感基因尚不明确。

2.内、外环境因素

(1)内分泌和代谢因素:研究显示女性发病多于男性,多在青春期发病,发现女性患者容易在月经前出现偏头痛,有部分患者仅在月经前后发病,妊娠期或绝经后发作减少或停止,这提示内分泌和代谢因素参与偏头痛的发病。此外,5-羟色胺(5-HT)、去甲肾上腺素、P 物质和花生四烯酸等代谢异常也可影响偏头痛发生。

(2)饮食因素:偏头痛发作可由某些食物和药物诱发,食物包括含苯乙胺的巧克力、含亚硝酸盐防腐剂的肉类和腌制食品、食品添加剂如谷氨酸钠(味精)、红酒及葡萄酒等。药物包括口服避孕药和血管扩张剂如硝酸甘油等。食物包括含酪胺的奶酪、巧克力、脂肪等。另外,对于富含酪氨酸的食物和药物过敏可作为独立因素诱发偏头痛。

(3)情绪因素:脑力、体力过劳,情绪起伏变化,长期惊恐、抑郁、紧张等均可诱发偏头痛。

(4)其他因素:睡眠太多或太少、剧烈体育活动、异常声音或灯光等也是儿童偏头痛的常见病因。

三、临床表现

从临床表现来看,小儿急性偏头痛的发作与成人偏头痛发作十分类似,但也有一些区别。小儿偏头痛发作时间短于成人,双侧性头痛比成人多见,视觉症状比成人少见,恶心、呕吐比成人多见,腹型偏头痛也只发生在小儿病例中。小儿偏头痛伴有夜尿、夜惊、夜游症者也常见。有家族遗传史者发病率比成人要高,基底动脉型偏头痛小儿常见,有部分小儿偏头痛可过渡到成年期以后。偏头痛的频繁发作将影响患者的生活和工作,下面介绍偏头痛主要类型的临床表现。

1.无先兆偏头痛

在小儿发作性偏头痛中最常见。大多数患儿以此型临床表现为主,每次发作持续数小时至 2～3d,与典型偏头痛不一样的是没有先兆,尤其是没有视觉先兆,但经过详细询问病史及观察后,发现头痛前常有一些非特异的临床表现如嗜睡、疲劳、周身不适、食欲减退等。发作时头痛程度比典型偏头痛略轻,常为偏侧搏动性的中—重度头痛,头部活动可加重头痛,伴随症状与典型偏头痛一样,发作时持续时间与典型偏头痛也基本相同,儿童患者一般发作时间较短而次数较多。

2.有先兆偏头痛

患者在头痛发作前常有一项或多项表明局部皮质或脑干功能障碍的可逆性的先兆症状,先兆可持续数分钟至 1h。先兆与头痛发作之间可有 1h 以内的间隔,但所谓"先兆"也可以发生在头痛后或与头痛同时发生,该类型在儿童中的发病率比成人要低,而且在成人偏头痛中也仅仅占 10%,大多数发病者有家族史。头痛发作前 10～60min 有明显的先兆症状,少数患儿先兆与头痛同时发生或在头痛出现后不久发生,个别病例只有先兆而未发展为头痛。其中视觉先兆最常见,可表现为一侧眼的中心部位出现闪烁暗点,视野不清晰、缺损,眼前"冒金星",甚至一过性黑矇,视物变小、变大、变形等。视觉先兆结束到头痛开始这段时间有人称为自由间期,此期间可能伴随有情绪、思维或语言上的障碍,躯体症状,偏身麻木感觉,肢体的轻微偏瘫,疲乏无力等,提示可能与额叶、颞叶皮质及下丘脑受累有关。头痛开始时为一侧额、颞部、眶上或眶后疼痛,呈搏动性,有的患儿称为"跳痛",逐渐加重,可扩展到半侧头部或上颈部,伴恶心、呕吐、面色苍白、疲乏无力、畏光、怕声,或有嗅觉过敏。患儿会叫家长拉上窗帘、关灯,甚至自己用被子遮光、蒙头、避声、防味。一般持续 2～3h,常于入睡后缓解,醒后一切恢复正常。发作时间长者可达 1～2d,但第 2 日往往头痛已有所减轻。发作间歇期完全正常。发作诱因多为疲劳、情绪紧张、焦虑、恼怒、生气等,有时因吃酪胺类食物、巧克力、糖等诱发。

3.伴典型先兆的偏头痛性头痛

为最常见的有先兆偏头痛类型,先兆表现为完全可逆的视觉、感觉或言语症状,但无肢体无力表现。与先兆同时或先兆后 60min 内出现符合偏头痛特征的头痛,即为伴典型先兆的偏头痛性头痛。若与先兆同时或先兆后 60min 内发生的头痛表现不符合偏头痛特征,则称为伴典型先兆的非偏头痛性头痛;当先兆后60min内不出现头痛,则称为典型先兆不伴头痛。后两者应注意与短暂性脑缺血发作相鉴别。

4.家族性偏瘫性偏头痛

临床少见,先兆除必须有运动无力症状外,还应包括视觉、感觉和言语3种先兆之一,如在偏瘫性偏头痛患者的一级或二级亲属中,至少有一人具有包括运动无力的偏头痛先兆,则为家族性偏瘫性偏头痛,头痛发作开始或发作后对侧轻偏瘫,可有交替性偏瘫,头痛时或头痛不久出现以下症状:头痛对侧肢体瘫痪也可伴瘫痪肢体麻木,长时间持续甚至可能导致瘫痪肢体抽搐。偏瘫一般来说会较轻,持续时间也比较短,几个小时或一至两天,重者数日,甚至有持续1个月的患者,但能够完全恢复;发作间期神经体征检查均为阴性。若无家族史,则称为散发性偏瘫性偏头痛。

5.基底型偏头痛

较其他偏头痛来说比较少见,但小儿的发病率比成年人高,其中女孩的发病率高于男孩。该型发作以视觉障碍和脑干功能紊乱为主。可有视觉异常、复视、失明、眩晕、耳鸣、听力减退、构音障碍、眩晕、共济失调等表现,甚至数分钟后可发生晕厥,症状一般持续数分钟至10min,意识恢复后仍出现枕部或一侧头部搏动性疼痛,伴恶心、呕吐等。先兆症状明显源自脑干和(或)两侧大脑半球,临床可见构音障碍、眩晕、耳鸣、听力减退、复视、双眼鼻侧及颞侧视野同时出现视觉症状、共济失调、意识障碍、双侧同时出现感觉异常,但无运动无力症状。在先兆同时或先兆60min内出现符合偏头痛特征的头痛,常伴恶心、呕吐。

6.视网膜性偏头痛

视网膜性偏头痛为反复发生的完全可逆的单眼视觉障碍,包括闪烁、暗点或失明,并伴偏头痛发作,在发作间期眼科检查正常。与基底型偏头痛视觉先兆症状常累及双眼不同,视网膜性偏头痛视觉症状仅局限于单眼,且缺乏起源于脑干或大脑半球的神经缺失或刺激症状。

7.儿童周期性综合征

常为偏头痛前驱的儿童周期性综合征可视为偏头痛等位症,临床可见:①周期性呕吐,即只有周期性发作性呕吐的表现,不伴腹痛及头痛等。②腹型偏头痛,即病发症状为比较明显的周期性出现的腹痛,腹痛部位多位于脐周,同时会有伴恶心、呕吐、面色发白或浑身无力,不伴头痛或伴有轻微的头痛发作,一般来说该型发作的持续时间会比较短,同时发作间期无异常。③良性儿童期发作性眩晕,即有偏头痛家族史,但是儿童自己并无头痛,只存在多次发作性的眩晕,持续时间比较短,可伴有眼震或均衡阻碍,发作间期无特殊发现。

8.眼肌麻痹性偏头痛

这种类型的偏头痛就比较少见。主要表现为头痛发作开始或发作后的痛侧出现眼肌麻痹,首次发作大多在 12 岁以前,主要见于婴幼儿发病。有的学者报道该病可在 5 月至 7 月龄发病。因为在该年龄段发病的患儿,不会诉说,仅仅表现为哭闹不安、呕吐、拍头、抓头发、面色发白、精神不振等。偏头痛发作时以上睑下垂最常见,甚至严重的患者眼肌及瞳孔括约肌全部麻痹,伴眼睑下垂,瞳孔散大,固定不动,光反应消失,眼球偏向外下。若有偏头痛家族史的患者比较容易识别及诊断。关于眼肌麻痹的原因,有作者推测可能与偏头痛发作时同侧的血管炎症压迫相邻的眼神经有关,而眼肌麻痹在头痛症状消失后仍可持续一段时间,最终会慢慢恢复。然而也有头痛反复发作的患者有动眼神经永久损害的报道。对眼肌麻痹性偏头痛患儿必须进一步检查,以排除动脉瘤、血管畸形、脑出血等原因造成的动眼神经受压迫。

四、辅助检查

1.脑电图

多数学者认为偏头痛患儿的 EEG 异常率较成人高,可出现阵发性慢波、弥漫性慢波,较少可见到棘波。有研究显示无论在头痛发作期或间歇期,偏头痛患儿的脑电图异常率会高于正常患儿。对于头颅 CT 或 MRI 等影像学检查,可能由于偏头痛发作时脑神经细胞损害较小而未形成形态学改变,因而不能显示病变。

2.经颅多普勒超声(TCD)

可直接了解到颅内血流状态信息,能很便捷地提供偏头痛发作期及间歇期血流变化及血管机能状态的状况,很多研究者认为偏头痛为颅内血管收缩或舒张的异常所致,公认 TCD 能反映脑血管痉挛或扩张范围、部位和程度,还可以动态观察脑动脉痉挛的发生、发展和缓解的全过程。TCD 有助于临床治疗药物的选择,对于血流速度增快者选用扩张血管药物来缓解动态血管的痉挛,而对于血流速度减慢者则可以选用收缩血管药物,从而提高血管的张力,改变脑血管循环。

3.其他检查

可根据病情及其他客观条件进行相关如脑血管造影、头颅 CT/MRI、脑脊液或 DSA 等检查。

五、诊断

临床见到疑似偏头痛的患儿,必须详细向患儿及其父母询问病史,包括起病原因、病程、发病前及发病时情况、家族史、药物治疗情况等。进行细致的全身及神经系统、五官科及脑 CT、脑电图等检查以排除其他疾病。2004 年 IHS 根据神经生理生化研究进展对偏头痛的诊断标准和临床分类进行了修改,使之更适用于小儿偏头痛。

1.无先兆的偏头痛诊断标准

(1)符合以下(2)~(4)特点的发作≥5 次。

(2)头痛发作持续 1~72h。

(3)头痛具有以下 4 种特点中的至少 2 种。

1)双侧或单侧(额部/颞部)疼痛。

2)搏动性痛。

3)程度中至重度。

4)日常活动后加重。

(4)至少有 1 种下列伴随症状。

1)恶心和(或)呕吐。

2)畏光和恐声(可从其行为推测)。

2.有先兆的偏头痛诊断标准

(1)符合以下(2)~(4)特点的发作≥2 次。

(2)先兆包括至少以下 1 条,但是没有运动障碍:

1)完全可恢复的视觉症状,包括阳性症状(如点状、色斑或线形闪光幻觉)和(或)阴性症状(如视野缺损)。

2)完全可恢复的感觉症状,包括阳性症状(如针刺感)和(或)阴性症状(如麻木)。

3)完全可恢复的言语困难。

(3)至少符合以下 2 条:

1)视觉症状和(或)单侧感觉症状。

2)至少 1 个先兆症状逐渐发展时间≥5min 和(或)不同的先兆症状接连出现≥5min。

3)每个症状≥5min 并且≤60min。

(4)不归因于其他疾患。

3.少见小儿偏头痛的临床表现

(1)儿童良性阵发性眩晕。

1)符合标准的发作至少 5 次。

2)无先兆多次严重眩晕发作,数分钟到数小时后自行缓解。

3)发作间期神经系统检查、听力和前庭功能正常。

4)脑电图正常。

(2)周期性呕吐。

1)至少 5 次发作符合标准。

2)周期性发作,个别患者呈刻板性,强烈恶心和呕吐持续 1h 至 5d。

3)发作期间呕吐至少 4 次/h。

4)两次发作间期症状完全缓解。

5)不归因于其他疾患。

(3)腹型偏头痛。

1)至少 5 次发作符合标准。

2)腹部疼痛发作持续 1~72h(未治疗或治疗不成功)。

3)腹部疼痛具备以下所有特点:位于中线、脐周或难以定位;性质为钝痛或难以描述;程度为中度或重度。

4)腹痛期间有以下至少 2 项:食欲减退、恶心、呕吐、苍白。

5)不能归于另一种疾病。

(4)慢性偏头痛。

1)符合无先兆偏头痛诊断标准(3)和(4)的头痛,每个月发作超过 15d,持续 3 个月以上。

2)不能归于其他疾病。

(5)偏头痛持续状态。

1)无先兆偏头痛患者当前发作除持续时间外与以前典型发作相同。

2)头痛具有 2 个特点:持续>72h,程度剧烈。

3)不能归于其他疾病。

六、鉴别诊断

1.癫痫

有43.5%～67.0%的癫痫患者患有头痛,近10年来癫痫与偏头痛的诊断和鉴别诊断引起人们的广泛注意,现重点就两者做鉴别诊断。

(1)共同点:临床上以短暂性、发作性的脑功能改变为特征,发作间期大部分患者可恢复到正常状态;临床表现均有先兆,如视觉症状、胃肠道症状、头痛、自主神经症状、感知觉异常等;两者可共同存在于同一个患者身上;基础研究发现两者有钾、钠、钙离子通道基因异常等遗传背景;两者具有高度的共患关系。有研究显示:近1/4的癫痫患者患有偏头痛,癫痫患者患偏头痛比非癫痫人群高2.4倍;而3%～8%的偏头痛患者患有癫痫,明显高于普通人群;两者均对患儿生活有负面影响,严重病例可以影响患儿的生长发育、计算能力以及社会交往,二病共患时上述影响更明显。

(2)不同点:①起病,偏头痛多表现为逐渐缓慢起病,而癫痫往往是短时间内突然起病。②家族史,偏头痛多数有家族史,而癫痫仅见于部分患者。③意识,偏头痛发作时意识正常,而癫痫可伴有意识丧失。④持续时间,偏头痛多数持续数小时或数天,癫痫仅为数分钟。⑤先兆,偏头痛分有先兆和无先兆2型,而癫痫先兆表现为多种多样。⑥脑电图,偏头痛脑电图表现为正常或非特异性异常,癫痫则表现为痫样放电。

2.丛集性头痛

临床较少见,表现为一系列、短暂、密集、严重的单侧疼痛。头痛部位多局限并固定于一侧眼眶部、眼球后和额颞部。起病突然并且不伴先兆,发病时间比较固定,持续15min至3h,发作从隔天1次到每日数次。发作时有剧烈疼痛难忍,并伴有面部潮红、结膜充血、鼻塞、流泪、流涕,多不伴恶心、呕吐,少数患者头痛中可出现Horner征。发病年龄常较偏头痛晚,平均25岁,男女之比约为4∶1。

3.紧张型头痛

头痛部位比较弥散,可出现在前额、双颞、顶叶、枕叶及颈部。头痛性质常呈钝痛,头部会有压迫感、紧箍感。头痛持续时间常呈持续性,部分病例也可表现为阵发性、搏动性头痛。很少伴有恶心、呕吐。多数患者按摩头颈部可使头痛缓解。多见于青、中年女性,情绪障碍或心理因素可加重头痛的症状。

4.痛性眼肌麻痹

表现有疼痛和眼肌麻痹,是涉及特发性眶和海绵窦的炎性疾病。会有阵发性眼球后部及眶周的顽固性胀痛、刺痛或撕裂样疼痛,伴随动眼、滑车和(或)展神经麻痹,眼肌麻痹可与疼痛同时出现或于疼痛发作后 2 周内出现,若行 MRI 或活检时可发现海绵窦、眶上裂或眼眶内有肉芽肿病变。本病持续数周后能自行缓解,但易于复发,适当地应用糖皮质激素治疗可使疼痛和眼肌麻痹有所缓解。

5.症状性偏头痛

起源于头颈部血管性病变的头痛如缺血性脑血管疾病、脑出血、动静脉畸形和未破裂的囊状动脉瘤;如非血管性颅内疾病的头痛如颅内肿瘤;如颅内感染引起的头痛如脑脓肿、脑膜炎等。这些继发性的头痛在临床上也可表现为类似于偏头痛性质的头痛,常伴有恶心、呕吐,但是没有典型偏头痛的发作过程,大部分病例有局灶性神经功能缺失或刺激症状,颅脑影像学检查可显示病灶。由于内环境紊乱发生的头痛如高血压危象、高血压脑病、子痫或先兆子痫等,可表现为双侧搏动性头痛,头痛在发生时间上与血压升高密切相关,部分病例神经影像学检查可出现可逆性脑白质损害表现。

七、治疗

偏头痛的发病机制目前并不清楚,暂时无有效的根治方法。但大部分的患儿经过合理的治疗可使头痛得到有效的缓解。治疗分为缓解和预防复发两个方面,成人偏头痛的治疗方法在原则上也适用于儿童。

1.发作时的治疗

使患儿保持在安静卧床的状态,解除心理和精神上的负担、紧张和恐惧的想法。房间光线应调节至较暗。有头部跳痛者给予额颞部冷敷。轻症服用镇痛剂及安定剂如阿司匹林、磷酸可待因、地西泮等,也可用氯丙嗪。经治疗多数患儿头痛可缓解。伴恶心、呕吐者用甲氧氯普胺(灭吐灵)。

对头痛不缓解、有跳痛者或经 TCD 检查证实为脑血管扩张者可使用下列缩血管药物。

(1)酒石酸麦角胺:能使过度扩张与搏动的脑血管收缩,可有效终止偏头痛发作,但必须在症状出现早期及时应用方能奏效。小于 7 岁者禁用。口服成人每次 1～2mg,年长儿每次 1mg,无效时可间隔 0.5～1h 原量再服一次。情况较严重者可皮下注射或肌内注射,成人每次 0.25～0.5mg,年长儿酌减。麦角类药物过量则会表现出恶心、呕吐、肌痛、腹痛及周围血管痉挛、组织缺血等症状。

(2)麦角胺咖啡因:每片含酒石酸麦角胺 1mg,咖啡因 100mg。小于 7 岁者禁用,口服成人 1～2 片/次,必要时 0.5h 后再服 1～2 片,24h 总量不得超过 6 片,年长儿酌减。

(3)舒马曲坦:是 5-HTID 受体促动剂,对脑血管有高度选择性作用,对偏头痛急性发作有效,起效快。成人口服每次 100mg,30min 后头痛开始缓解,4h 达最佳疗效。儿童每次 1～2mg/kg,最大不得超过成人量。极重症成人皮下注射本药 6mg,儿童酌减。不良反应有一过性全身发热、口干、无力、关节酸痛。

(4)头痛发作经 TCD 证实为脑血管痉挛者需选用扩血管药物。

1)盐酸罂粟碱:用于重症偏头痛。本药是非特异性平滑肌松弛剂,能使小动脉扩张,改善脑循环,从而减轻头痛。剂型为片剂 30mg,针剂 30mg/mL。成人每次 30～60mg,每日 3 次口服。小儿每次 1.5mg/kg,每日 3 次口服,最大量不得超过成人量。重者可采用针剂。

2)地巴唑:成人口服量每次 10～20mg,每日 3 次。小儿每次 0.5～1mg/kg,每日 3 次口服,最大量不得超过成人量。

3)烟酸:预防量为婴儿 4mg/d,儿童 6～12mg/d,治疗量为 25～50mg,每日 2 次口服。必要时可肌内注射或静脉滴注,1.5mg/(kg·d),见效快。

2.防止发作

保持生活的规律性,合理地安排饮食、睡眠、学习、文化及体育活动。尽量少吃含酪胺的食物如巧克力等,避免阳光直晒,切勿过量运动。

(1)苯噻啶:本药是 5-HT 拮抗剂,也有抗组胺、抗胆碱能及抗缓解肽作用。长期服用可预防普通型及典型偏头痛发作,对 40%～70% 的患者有效。成人开始每晚服 0.5mg,3～5d 后改为 0.5mg,每日 2 次,2 周后增加至每日 3 次。小儿酌减。持续服用 4～6 个月。不良反应有嗜睡、乏力、食欲增加,长期服用可有体重增加。停药后可恢复正常。

(2)甲基麦角酰胺:为 5-HT 拮抗剂,可与 5-HT 竞争受体,代替 5-HT,收缩血管维持其张力。本药可预防多数偏头痛发作,成人 0.5mg,每日 1 次,3d 后增加至每日 2 次口服,再过 3d 增加至 1mg,每日 3 次。小儿酌减。一般服药 7～10d 症状改善,偶尔达 3～4 周。以后逐渐减量,以最小有效量维持。不良反应有恶心、肌痛、腹痛。小儿慎用。

(3)普萘洛尔:成人每次 5mg,每日 3 次口服,小儿每次 0.5～1mg/kg,每日 3 次口服,最大量不超过 10mg。其作用是阻断血管壁上 β-肾上腺素能受体,防止血管扩张。起始剂量宜小,以防发生中枢性抑制,如血压下降、心率减慢等。哮喘、心力衰竭、房室传导阻滞者禁用。用药 4～6 周无效时改用他药。

(4)氟桂嗪:是钙通道阻滞剂。每晚睡前年长儿服 5～10mg,较小儿童服 2.5～5mg。不良反应有嗜睡、乏力、胃痛、抑郁。

(5)尼莫地平:为钙通道阻滞剂。成人 20～40mg,每日 3 次口服,小儿酌减,一般 10mg,每日 3 次口服。药物不良反应小,可有头晕、头胀、恶心、呕吐、失眠等。

(6)卡马西平:成人 0.1～0.2g,每日 2 次口服,小儿酌减。

(7)丙戊酸钠:成人 0.1～0.3g,每日 2 次口服,小儿酌减。注意检查肝功能。本药是预防偏头痛较好的药物。

(8)中药正天丸、全天麻丸等。

八、护理

酪胺酸是造成血管痉挛的主要诱因,易导致头痛发作,因此减少酪胺酸类食物摄入可减轻疼痛的发作,这类食物包括奶酪、巧克力、柑橘类食物,以及腌制沙丁鱼、鸡肝、西红柿、牛奶、乳酸饮料等。另外减轻压力,适当的有规律的运动、作息也对减轻头痛有所帮助。

九、预后

大多数偏头痛患者的预后良好。偏头痛症状可随年龄的增长而逐渐缓解、不再发作。

第二节 周期性麻痹

周期性麻痹是以反复发作骨骼肌迟缓性瘫痪为特征的一组疾病,发作时常伴血钾浓度的变化。发作时肌无力持续数小时或数周不等,发作间期完全正常或基本正常。按发作时血钾浓度水平,周期性麻痹可分为低钾型周期性麻痹、高钾型周期性麻痹和正常血钾型周期性麻痹。按病因可分为原发性和继发性两大类,前者分为散发性周期性麻痹及家族性周期性麻痹,其中散发病例多由于新生突变所致;后者多由甲状腺毒症、钾摄入不足或排钾过多(肾性排钾过多最为常见)等病因所致,常见疾病有 Graves 病、肾小管酸中毒、原发性醛固酮增多症、原发性皮质醇增多症、各类肾病性失钾、Bartter 综合征、Gitelman 综合征及药物使用不当等。

一、低钾型周期性麻痹

低钾型周期性麻痹为周期性麻痹中最常见的类型,以发作性肌无力伴发作期血钾降低、补钾后症状迅速缓解为特征。

(一)病因和发病机制

研究发现,低钾型周期性麻痹的相关基因 69% 为电压门控钙通道 CAC-NAIS 基因(位于 1q31～32),8.6% 为电压门控钠通道 SCN4A 基因,22.4% 仍未知,极少数为 KCNE3 基因缺陷。CACNA1S 基因是编码骨骼肌 DHPR 的 α1S 亚单位的基因。已在 CACNA1S 基因第 Ⅱ 和第 Ⅳ 结构域 S4 跨膜区发现了 Arg528His、Arg1239His、Arg1239Gly 三种突变,突变通过影响去极化信号向肌浆网 RyR 的传递,引起钙内流减慢,延缓了激活过程,使肌肉兴奋-收缩耦合过程减弱,产生肌无力。但是,钙离子降低如何降低细胞外钾离子浓度及如何引起肌膜异常去极化尚不十分清楚,推测可能与钙内流减慢影响了 K^+ 及 KATP 电流有关。少数家系被发现其候选基因位于染色体 17q23.1～17q25.3,编码骨骼肌电压门控钠通道(SCN4A)。发现的突变有 Arg669His 和 Arg672His/Gly/Ser。

(二)临床表现

本病呈常染色体显性遗传或散发,有不完全外显率,在我国则以散发多见。任何年龄均可发病,以 20～40 岁多见。男性患者数量为女性患者的 3～4 倍,病情多重于女性。诱发因素包括感染、创伤、寒冷、情绪紧张、饱餐高糖饮食等。一般在夜间入睡后或者晨起时发作,白天剧烈活动后也可发作。发作前可有多汗、干渴、少尿、潮红、恶心、肢体疼痛、感觉异常等前驱症状。发作时麻痹肌分布各异。四肢肌最先累及,近端重于远端,躯干肌群受累较轻。症状一般数分钟至数小时达高峰,通常从下肢开始,之后延及上肢,很少累及眼肌、面肌、舌肌、咽喉肌、咀嚼肌、膈肌等。肌张力低,深浅反射减弱甚至消失,感觉无影响。每次发作持续时间数小时至数天不等。发作频率不等,少则一生只发作一次,多则一月数次,通常在 20 岁左右发作较频繁,以后随年龄增长发作次数逐渐减少。极少数患者因呼吸肌麻痹或者心律失常而死亡。无肌强直或感觉障碍。部分患者长期频繁发作,可遗留持续性肢体近端力弱。不典型表现包括单肢或者特定数肌群无力,双上肢不能上举或者梳头,以及日常活动中短暂无力等。

(三)辅助检查

1.有关指标

发作期血清钾明显降低,常低于 3.5mmol/L 以下,可达 1.8mmol/L。血钾降低的程度与瘫痪的程度并不成比例。尿钾也减少,肌酸激酶(CK)一般正常或轻度升高。心电图检查呈低钾性改变,QT 间期延长,QRS 波增宽,ST 段低平,T 波降低和 U 波出现。偶有心律不齐,传导阻滞。肌电图检查发作间期正常,发作期运动单位电位幅度下降,数量减少。完全麻痹时运动单位电位消失,电刺激亦无反应。

2.病理

肌肉活检发作期可见肌浆网扩张呈空泡状,空泡内含透明的液体及少数糖原颗粒,肌小管积聚,间歇期可恢复正常。持续性肢体力弱者可见局灶性肌纤维坏死。

3.诱发试验

对个别诊断困难者,可行葡萄糖诱发试验。事先应取得患者及其家属的理解和同意,并且在心电图的密切监测下进行。口服葡萄糖 50~100g,每 1h 重复一次,同时可口服 2g 钠盐,之后开始剧烈活动。极量为 7 次。肌无力发作时可通过口服氯化钾 2~4g 缓解症状。

(四)诊断和鉴别诊断

根据反复发作的四肢迟缓性瘫痪,近端为主,无脑神经支配肌肉损害,无感觉障碍,发作期血清钾降低,心电图呈低血钾表现,经补钾治疗肌无力迅速缓解可诊断。

注意与以下疾病鉴别。

1.吉兰-巴雷综合征

病前多有感染史,肢体力弱同时伴有周围神经性感觉障碍,脑脊液蛋白-细胞分离,肌电图示神经性受损。

2.多发性肌炎

发病缓慢,四肢近端肌力弱,可伴有肌痛、发热、CK 升高、肌源性肌电图改变,肌肉病理肌纤维再生、坏死、炎性细胞浸润。

3.继发性低钾血症

如肾小管酸中毒、肾炎、使用利尿剂、呕吐腹泻等均可引起低血钾。醛固酮增多症同时表现有高血压,尿中醛固酮增多,血管紧张素、肾素升高等。

4.甲亢性低钾型周期性麻痹

本病属于继发性低钾型周期性麻痹的一种类型,男性多见,男女之比可达20∶1,发病年龄多在20～40岁。肌无力表现与原发性低钾型周期性麻痹相似。同时有甲状腺功能亢进症的临床表现,但也可以仅为较轻的症状甚至亚临床型甲亢。甲状腺功能正常时,本病可消失。

(五)治疗与预防

尽可能口服补钾,每天补充5～10g,不能口服者静脉补钾(避免应用葡萄糖),应注意血钾浓度监测。低钠饮食,避免进食过多高糖食物,服用乙酰唑胺均可预防发作。

二、高钾型周期性麻痹

高钾型周期性麻痹是由 Tyler 于 1951 年首先报道,其临床特点为发作性肌无力、肌强直伴高血钾。

(一)病因和发病机制

目前已发现的基因突变位点有位于 SCN4A 基因的 Thr704Met、Ala1156Thr、Met1360Val、Met1592Val 等,由于编码骨骼肌门控钠通道蛋白的 α-亚单位基因的点突变,导致氨基酸改变,引起肌细胞膜钠离子通道功能异常,膜对钠的通透性增加或肌细胞内钾、钠转换能力缺陷,钠内流增加,钾离子从细胞内转移到细胞外,膜不能正常复极呈持续去极化,肌细胞膜正常兴奋性消失,产生肌无力。

(二)临床表现

本病呈常染色体显性遗传或散发,外显率高,婴儿期或儿童期发病多见,多在晨起或运动后休息时发病,寒冷、饥饿、情绪紧张及服钾可诱发麻痹,肌无力多从下肢近端开始,以后逐渐累及腰背部及上肢,严重者可以影响到颈部及头面部肌肉,呼吸肌多不受累。发作期间相应的腱反射减弱或者消失。每次持续时间 15min 至 1h 不等,适当活动可以缩短恢复时间,一次发作后一两天内可遗有轻度肌力弱。严重者每天可有发作。成年后发作次数逐渐减少或消失。在特定肌群,肌强直常与肌无力合并存在,如腓肠肌无力时,在不断活动改善肌力的同时可以出现痛性肌球,反复发作者可遗留肢体近端肌力弱。

(三)辅助检查

(1)发作期血钾升高,可达 5～6mmol/L,少数患者血钾水平为正常高限甚至降低。心电图呈高血钾改变,血钠可降低,随着尿钾增加,血钾逐渐回落至正常,肌力恢复正常。发作间期,血钾正常。可有腓肠肌肥大,血清 CK 轻度升高,发作期肌肉活检可见肌浆网扩张,线粒体增多,肌小管积聚。持续性肢体肌力弱者可见聚灶性肌纤维坏死。肌强直一般通过肌电图证实。

(2)病理检查:肌肉活组织检查与低钾型的改变相同。

(四)诊断和鉴别诊断

根据常染色体显性遗传家族史,儿童发作性肌无力伴肌强直,无感觉障碍和高级神经活动异常,血钾增高,可诊断。临床表现不典型时,可进行诱发试验:①钾负荷诱发试验:口服 2g 氯化钾,每 2h 重复一次,极量为 8g。最好在运动后实施此试验。服药后 1～2h 可出现肌无力。患者必须在心电图监测下进行,并且监测血钾浓度变化。禁忌证:肌无力发作期、肾功能不全及胰岛素依赖型糖尿病。②冷水诱发试验:将前臂浸入 11～13℃水中,若 20～30min 诱发肌无力,停止浸冷水 10min后恢复,有助于诊断。

应注意与低钾型周期性麻痹、正常血钾型周期性麻痹和先天性副肌强直症鉴别,还需与继发性高钾型麻痹鉴别,如肾功能不全、肾上腺皮质功能下降、醛固酮缺乏症和药物性高血钾等。

(五)防治

轻者一般无须治疗,但应避免高钾饮食,避免寒冷、过度劳累及剧烈活动等。发作期可静脉注射 10％葡萄糖酸钙 10～20mL 或者 10％葡萄糖 500mL 加胰岛素10～20U 静脉滴注。乙酰唑胺或双氢克尿噻可以减少发作次数。

三、正常血钾型周期性麻痹

正常血钾型周期性麻痹较高钾型周期性麻痹更罕见。多在 10 岁前发病,呈常染色体显性遗传或者散发。主要表现为夜间或晨起时突然出现四肢肌力弱或选择性影响某些肌群,如小腿肌、肩背肌,也可累及咀嚼肌、面肌、咽喉肌群,出现表情缺失、咀嚼无力、构音障碍,甚至呼吸困难。肌无力持续时间较长,一般持续数天至10d 以上。发作后可遗留有轻度力弱,症状可持续数周。间歇期长短不等。运动、寒冷等均可诱发或加重肌无力。发作期血钾水平正常,补钾后肌无力症状加重,而口服大量淡盐水后症状可缓解。多数在成年后症状减轻,少数可遗留持续性肢体肌力弱及肌萎缩。可有腓肠肌肥大,血清 CK 轻度升高,肌肉活检与低钾型周期性麻痹相似。本病致病基因位点尚未明确。主要与吉兰-巴雷综合征、高钾型和低钾型周期性麻痹鉴别。治疗上可给予:①大量生理盐水静脉滴入,或每天服食盐 10~15g。②静脉注射 10% 葡萄糖酸钙 10mL,每日 2 次,或服钙片每天 0.6~1.2g,分 1~2 次。③乙酰唑胺 0.25g,每日 2 次。预防发作可在间歇期给予氟氢可的松和乙酰唑胺,避免寒冷、暑热,避免进食含钾多的食物,如肉类、香蕉、菠菜、薯类,防止过劳或过度运动。

第三节　抽动障碍

抽动障碍是指身体任何部位肌群出现固定或游走性的不自主、无目的、重复、快速的收缩动作。多见于头面部小肌群,可表现为运动性发作和发声性发作,发病机制尚未明确,其发病与遗传因素、神经递质失衡、激素水平及生化改变、心理因素、环境因素相关,也与围生期异常、免疫病理损伤有关。发作具有波动性,睡眠后发作消失。

抽动障碍多在儿童和青少年时期起病,大多数在 10 岁之前发病,约 1/3 的患儿症状持续至成人。发病率为 0.5/10 万~1.0/10 万,患病率为 1‰~7‰,男:女之比为(3~5):1。

一、临床表现

1.临床分类

抽动障碍的临床分类方法可根据临床特征、病程、病因进行分类。根据病程可分为短暂性抽动障碍、慢性抽动障碍和 Tourette 综合征;按照病因分为原发性(散发性、遗传性)和继发性(感染、药物、中毒、代谢性疾病等);根据临床表现分为单纯性(运动性、发声性)、全面发作(运动性或发声性发作同时伴有秽语、模仿、重复现象等)、抽动障碍附加征(抽动障碍伴有 ADHD、强迫冲动、性格改变等)。

2.临床表现

(1)抽动:多从头面部开始,表现为眨眼、噘嘴、口角抽动、皱眉、舔舌、吸鼻、斜眼、摇头、扭颈、耸肩,也可表现为清嗓子、干咳、嗅鼻、犬吠声、尖叫、秽语等;继续发展可出现上下肢、肩、腹肌、躯体等大肌群的抽动,严重时表现为剧烈的肢体抽动伴发声,影响正常生活。

(2)神经心理障碍:可表现为孤僻、沉默不语、敏感多疑、性情暴躁、冲动、攻击行为等,部分可伴有学习困难、记忆减退、注意力缺陷、感觉统合障碍等。

二、诊断和鉴别诊断

1.临床诊断

(1)病史和体格检查:儿童和青少年起病,临床发作时有重复、不自主、快速、无目的、单一或多部位运动或发声性抽动等表现,具有复发性,持续数周至数月,入睡后消失;神经系统检查无明显阳性体征;五官科检查排除器质性疾病。

(2)辅助检查:主要用于明确病因、鉴别诊断。可做脑电图检查排除肌阵挛性癫痫或简单部分性发作;进行红细胞沉降率、抗链球菌溶血素 O 检测,排除链球菌感染相关性儿童自身免疫性神经精神障碍;进行铜蓝蛋白检测排除肝豆状核病变;影像学检查、药物毒理学检测、代谢性疾病筛查主要作为病因的鉴别诊断。

2.鉴别诊断

需与器质性病变,如癫痫发作、锥体外系疾病、风湿性舞蹈病、药物源性不自主抽动等相鉴别。

三、治疗和预后

1.心理行为治疗

包括生活起居调整、心理咨询干预、行为干预训练、暴露预防。通过治疗减少患儿焦虑、抑郁情绪,消除发作诱因(疲劳、紧张、过度兴奋等)。

2.药物治疗

治疗的目的主要是控制症状。对于发作频繁、出现全面性抽动障碍、影响日常生活者可进行药物治疗。

(1)多巴胺受体阻断剂:国内常首选硫必利,因其不良反应小。硫必利 5～10mg/(kg·d),每日分 2 次或 3 次口服,最大量不超过 600mg/d。国外首选氟哌啶醇,因其最有效,氟哌啶醇开始 0.05mg/(kg·d),以后渐增至 0.075mg/

(kg·d),每日分 2 次或 3 次口服,需加服等量苯海索以防止氟哌啶醇的锥体外系不良反应。

(2)中枢性 α 受体激动剂:可乐定 0.15～0.25mg/d,口服或贴剂治疗。

(3)选择性单胺能拮抗剂:如利培酮、奥氮平。

(4)选择性 5-HT 再摄取抑制剂:如氟西汀、帕罗西汀、舍曲林等。

(5)其他药物:对于难治性抽动障碍也可选用氯硝西泮、丙戊酸、托吡酯等药物治疗。

第四节 癫 痫

癫痫,是指由多种原因引起的脑部慢性疾患,其特征为脑部神经元群过度放电导致阵发性大脑功能紊乱,具有反复发作的特点。临床表现为意识、运动、感觉、精神或自主神经功能障碍。癫痫发作则指由于脑细胞发作性异常放电而引起脑功能障碍的临床症状,其表现取决于神经元的放电部位、强度和范围。

一、流行病学特点

癫痫为儿童最常见的神经系统疾病,患病率为 0.3%～0.9%,大多数癫痫患者在儿童时期起病。据估计,全球约有 1 050 万活动性癫痫儿童,初步估计我国至少有 900 万癫痫患者,600 万癫痫儿童。

儿童癫痫可由多种原因引起,主要分为三类:①特发性(原发性):是指脑内未发现有关的结构和代谢异常,而与遗传因素有关。②症状性(继发性):指有明确的脑部结构异常、损伤、感染、中毒、占位或代谢障碍。③隐源性:指有疑似症状,但未找到病因者。

国际抗癫痫联盟近年来将癫痫的病因分为遗传性、结构性、代谢性、免疫性、感染性及其他原因 6 类。这种分类更加清晰,有利于研究和疾病的管理,但该分类方法尚未得到广泛接受和推广。近年来,随着现代神经影像学和分子生物学技术的不断进步,对儿童癫痫的病因和病理生理的认识也不断深入,已发现了近 20 个与癫痫及癫痫综合征相关的基因位点,但绝大多数原发性癫痫并非单基因遗传,也无明显家族倾向。

症状性癫痫的常见病因及伴随疾病主要包括以下 5 种:①皮质发育异常,皮质发育异常至少占儿童难治性癫痫的 40%。②神经皮肤综合征,如结节性硬化、Sturge-Weber 综合征等。③海马硬化。④中枢神经系统感染与急性脑损伤。⑤脑性瘫痪,脑性瘫痪常伴发癫痫,约 50%四肢瘫痪或偏瘫的患者、26%痉挛性瘫痪和运动障碍的脑瘫患儿伴有癫痫。

二、临床表现

1.部分性发作

神经元异常、过度放电起源于一侧大脑的某一区域。

(1)简单部分性发作:主要表现如下。

1)运动性发作表现为一侧某一部位的抽搐,包括肢体、手、足、口角、眼睑等部位的抽搐。

2)感觉性发作主要表现为躯体某一部位的感觉发作性异常。

3)自主神经症状发作主要表现为上腹不适、呕吐、苍白、出汗、潮红、竖毛、肠鸣、尿失禁等,但必须伴随其他发作形式方考虑此诊断。

4)精神性发作可出现精神症状,如幻觉、错觉、记忆障碍、定向力障碍、情感或语言障碍等。

(2)复杂部分性发作:可见于颞叶或枕叶癫痫。出现不同程度的意识障碍和幻觉、焦虑、恐怖等精神症状,可伴有自动症。

(3)部分继发全面性发作:前两类发作均可发展成为全面性发作。

2.全面性发作

(1)强直-阵挛性发作:表现为突然意识丧失、口吐白沫、两眼上翻或凝视、瞳孔散大、对光反应消失、大小便失禁,之后进入昏睡,发作后可表现头痛、呕吐、疲乏,对发作无记忆。发作间期脑电图主要表现为双侧同步对称的尖波、尖-慢波、棘波、棘-慢波阵发或阵发性高幅慢波活动。

(2)失神发作:以短暂意识障碍为主,典型失神发作表现为突然起病,停止正在进行的活动,两眼凝视,持续数秒钟后恢复,发作很少超过 30s。脑电图为 3Hz 的慢的棘-慢波发放。

(3)强直性发作:表现为持续而强烈的肌肉收缩强直,可表现固定姿势,如头眼偏斜、双臂外悬、角弓反张、呼吸停滞等。发作期脑电图可表现为多棘波发放。

(4)阵挛性发作:表现为肢体、躯干或颜面部有节律的抽搐,脑电图可表现为尖波、棘-慢波的发放。

(5)肌阵挛性发作:可表现为肢体某一部位肌肉或肌群突然、快速有力收缩出现的快速抽动,脑电图可表现为棘波、多棘-慢波或尖-慢综合波。

(6)失张力发作:由于肌张力的突然丧失而不能维持机体的正常姿势,头或双肩下垂或跌倒。脑电图多表现为多棘-慢波或棘-慢波。

3.儿童常见的癫痫与癫痫综合征

包括儿童失神癫痫、伴中央-颞区棘波的儿童良性癫痫、儿童良性枕叶癫痫、颞叶癫痫、婴儿痉挛、Lennox-Gastaut 综合征等。

4.癫痫持续状态

癫痫持续状态为儿科急症,是指惊厥反复发作持续 30min 以上,发作间期中枢神经系统基本功能不能恢复。

5.热性惊厥

急性发热情况下出现的惊厥,在 3 个月至 5 岁儿童的发病率为 2%～4%,涉及常染色体显性遗传和多基因遗传。大多数热性惊厥患儿伴有急性呼吸道感染。另外,在注射白喉-百日咳-破伤风三联疫苗后 24h 以及接种麻疹、腮腺炎、风疹疫苗后 8～14d 也可出现惊厥。

当热性惊厥为单次全面性发作,惊厥持续时间少于 15min 时,称为单纯性热性惊厥;若惊厥为部分性发作、反复发作、惊厥持续 15min 以上,则称为复杂性热性惊厥,常伴有神经系统异常,今后发生癫痫的危险性大。热性惊厥复发率为 30%～40%,预防性治疗仅限于长程发作的患儿。3%～6%的热性惊厥会发展为癫痫,主要为原发性全面性癫痫。若 6 岁以后仍有热性惊厥,或出现不伴发热的全面性强直阵挛发作,则称为热性惊厥附加症;若同时伴有失神发作、肌阵挛发作或失张力发作,则为全面性癫痫伴热性惊厥附加症(GEFS+),为常染色体显性遗传,大多预后良好。

三、诊断和鉴别诊断

国际抗癫痫联盟将诊断划为 5 个部分或 5 个诊断轴:描述发作期症状(轴1);描述癫痫发作的类型(轴 2);癫痫综合征(轴 3);与癫痫或癫痫综合征相关的常见疾病(轴 4);WHO 国际功能、残障与健康分类标准对损伤状况进行评估(轴 5)。

1.病史与体格检查

须根据年龄和神经系统状态综合采集病史,包括发育历程、用药史、患儿及家庭惊厥史;惊厥的描述应首先关注发作的起始表现,包括发作过程以及发作后的表现、发作的环境及其促发因素等。临床体检还须包括神经系统检查、皮肤检查、头围测量、视觉听觉检查等。

2.脑电图

脑电图可提示发作性异常,但应注意在5%～8%的健康儿童中可以出现发作间期脑电图异常。睡眠脑电图可以将常规脑电图60%的阳性率提高至90%。长程动态脑电图对捕捉惊厥发作以及量化发作具有重要意义。

3.影像学检查

CT与MRI扫描可显示小的钙化、骨质和结构。急诊CT指征包括惊厥持续状态,了解头颅外伤等。皮质发育异常是引起儿童症状性癫痫最常见的原因,在生后头6个月内,需做MRI明确有无皮质发育异常,对发现大脑成熟度更有帮助,如了解髓鞘形成的情况等。PET可测定大脑葡萄糖和氧代谢。SPECT可测定局部脑血流,癫痫起源病灶在发作期显示血流增加而在发作间期显示血流减低。

4.其他实验室检查

包括遗传代谢病筛查、染色体检查、基因分析、血生化、脑脊液等检查。

四、治疗与预防

癫痫的治疗为综合性治疗,包括一般治疗、药物治疗、手术治疗等方法。

1.一般治疗

应对癫痫患儿的生活进行系统管理,提供良好的咨询,包括饮食、起居、学习、运动等,尽量避免诱发因素(如过饱或过饥、刺激性食物、睡眠剥夺、疲劳等),防止外伤;同时应注意患儿和家长的心理疏导,增强战胜疾病的信心,坚持规则、合理的治疗。

2.药物治疗

癫痫的治疗主要以药物治疗为主,规则合理地应用抗癫痫药物是治疗成功的关键。药物治疗的基本原则:①尽早诊断,积极进行病因治疗。②应结合发作类型选择适当药物:部分性发作首选卡马西平、奥卡西平、丙戊酸;全身性发作首选丙戊酸、拉莫三嗪、托吡酯、左乙拉西坦。③尽可能以单药治疗为主。④服药应规则、不间断。⑤用药剂量个体化,简化服药次数。⑥定期监测血药浓度。⑦药物更换应逐渐过渡。⑧疗程要长,缓慢停药。⑨注意药物的不良反应。

3.手术治疗

经过正规合理的抗癫痫药物治疗不能控制的癫痫,有频繁发作,或病因为局灶性病损或发育畸形、有局部癫痫病灶时,可选择手术治疗,主张早期手术评估和干预,切除手术旨在切除癫痫起源病灶,而姑息性或功能性手术则主要为了预防或局限惊厥活动的扩散而非控制发作。

儿童颞叶切除后惊厥控制无发作占 78%,而颞叶外或多病灶切除的术后惊厥控制率仅 54%,儿童肿瘤切除后癫痫无发作率在 82%,皮质发育异常的术后无发作率在 52%。胼胝体切除术可抑制由于大脑半球间的惊厥传播所导致的双侧大脑半球同步电发放,其他手术方法包括多处软脑膜下横切术、迷走神经刺激术等。

4.癫痫持续状态的治疗

癫痫持续状态为儿科急症,处理的原则为:①尽早控制发作,选用快速止痉药,如地西泮 0.25～0.50mg/kg,缓慢静脉注射,必要时 20min 重复;也可选用氯硝西泮每次 0.01～0.05μg/kg,缓慢静脉注射,用药过程中应注意监测呼吸。也可静脉推注苯妥英钠、静脉推注或肌内注射苯巴比妥或 10%水合氯醛灌肠止痉。②保持呼吸道通畅。③保护心、脑、肾等重要脏器功能,防止并发症;降低颅内压,纠正酸中毒、低血糖或电解质紊乱,预防高热。④积极寻找潜在病因,有针对性地进行病因治疗。⑤预防性治疗:常规应用抗癫痫药物治疗。

五、预后

绝大部分癫痫儿童的预后可分为 4 类。

1.良性癫痫

如良性运动性癫痫(占 20%～30%),这类患儿在几年后常可自行缓解,甚至不需要药物治疗。

2.药物敏感性癫痫

大多数儿童为失神发作(占 30%),这类患儿药物控制容易,几年后可自行缓解。

3.依赖性癫痫

如青少年肌阵挛以及许多症状性部分性癫痫(占 20%),这类患儿药物治疗可以控制发作,但撤药后易复发,需要终身治疗。

4.耐药性癫痫

为难治性癫痫,预后不佳(占 13%~17%)。药物应用初期 3 个月发作达到 75%~100%控制,可以作为提示预后良好的预测指标。另外,原发性或隐源性癫痫的缓解率是症状性癫痫的 3 倍。

参考文献

[1]沈晓明.临床儿科学[M].2版.北京:人民卫生出版社,2013.

[2]赵春,孙正芸.临床儿科重症疾病诊断与治疗[M].北京:北京大学医学出版社,2015.

[3]李秋.儿科临床手册[M].北京:人民卫生出版社,2014.

[4]暴瑞丽,陈敏,薛贝.儿科疾病临床诊疗技术[M].北京:中国医药科技出版社,2016.

[5]夏慧敏,龚四堂.儿科常见疾病临床诊疗路径[M].北京:人民卫生出版社,2014.

[6]申昆玲,龚四堂.儿科常见疾病临床指南综合解读与实践:呼吸消化分册[M].北京:人民卫生出版社,2017.

[7]罗小平,刘铜林.儿科疾病诊疗指南[M].3版.北京:科学出版社,2018.

[8]卫丽.新编临床儿科疾病诊断治疗学[M].长春:吉林科学技术出版社,2014.

[9]胡英.儿科疾病临床诊治与进展[M].长春:吉林科学技术出版社,2016.

[10]申昆玲.儿科疾病临床诊疗思维[M].2版.北京:人民卫生出版社,2016.

[11]孙志群.新生儿临床常见疾病诊疗学[M].长春:吉林科学技术出版社,2016.

[12]黄力毅,李卓.儿科疾病防治[M].北京:人民卫生出版社,2015.

[13]于果.临床常见疾病健康教育手册:儿科分册[M].北京:人民卫生出版社,2017.

[14]文飞球,王天有.儿科临床诊疗误区[M].长沙:湖南科学技术出版社,2015.

[15]廖清奎.儿科症状鉴别诊断学[M].3版.北京:人民卫生出版社,2016.